Monthly Book Derma.

編集企画にあたって‥

自己炎症性疾患―魅力あふれるフロンティア―

　大学院でお世話になった本庶佑先生の名言に「**ナンバーワンよりオンリーワンを目指せ**」がある．内心，私にぴったりと気に入っているのだが，それと絡めて，この場を借りて「自己」紹介させていただきたい．私は自身を悩ませるアトピー性皮膚炎を極めたくて医学部，そして皮膚科に進んだが，基礎研究をやりたくて学生のころからうずうずしていた．4回生の時，自主研究という空白の3か月を与えられた私は，西医体が終わるとラホヤの免疫アレルギー研究所にもぐりこんだ．そこで，石坂公成・照子先生ご夫妻，川上敏明先生，山田伸夫先生，多賀谷温先生，そして当時隣のスクリプス研究所におられた坂口志文・紀子先生ご夫妻にかわいがっていただいた記憶は，何事にも代えがたい財産である．「**教科書を書き換えるような仕事をしたい**」という多賀谷先生の言葉がずっと頭に残っている．大学卒業時，当時の報告書を読んだ本庶先生からのお誘いに乗れず皮膚科入局を選んだ私にとって，大学院で本庶研にお世話になれたのは幸運だった．本庶研には，クラススイッチのメカニズム解明という絶対的使命と，フロンティア開拓という自由だがリスクの高い使命があり，私は樹状細胞からの新規遺伝子クローニングという新しいテーマに取り組んだ．予備知識がいらず，ものが取れてから考えるというスタンスは，やる気だけで学の薄い私に合っていた．今に至る自然免疫関連遺伝子ハンティングは，この時から始まった．

　大学院を卒業してからようやく，未報告の新規遺伝子に自分で名前を付けることができた．DCAR(dendritic cell immunoactivating receptor)がそれである．当時は何をしているのか全く分からなかったが，その後，結核菌の成分に反応することが報告され，私もその名付け親として再評価いただいた．実は，家族性地中海熱とクリオピリン関連周期熱症候群の原因であるピリンとクリオピリンも，名前を付けられた当初は何をしているのかわからず，追々わかってきた分子である．その黎明期から共に歩んできた私にとって，自己炎症性疾患の研究とは，不明熱や原因不明の炎症性疾患の背後に何かあると信じて隠れた遺伝子変異を探し出し，拾いあげたピースを並べて自然免疫という大きなパズルを解こうとする壮大な試みである．年々認知度が上がり，難病指定もあって専門医試験にも取り上げられるようになり，遂にこのMB Dermaで特集されることとなった．しかも，特定の疾患についてではなく，「まるわかり！」である．ばらばらと各疾患を並べただけではその全体像は見えない．最近はやりの「自己炎症性角化症(AiKD)」に倣って，皮膚症状から捉え直すことで各疾患・全体像ともに見やすくなると考え，「自己炎症性○○症」をさらに9項目創出した．あえて遺伝性血管浮腫と顆粒状C3皮膚症を入れたことで，皮膚科における自己炎症性疾患の広がりや身近なフロンティアの存在を感じていただければ幸いである．

　最後に，私の無茶ぶりにも快く執筆を引き受けて下さった先生方に心より感謝申し上げます．

2020年2月

金澤伸雄

KEY WORDS INDEX

WRITERS
FILE
ライターズファイル
（50音順）

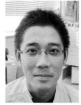

岩本 和真
（いわもと かずまさ）

2004年	広島大学卒業 JA 廣島総合病院，研修医
2006年	広島大学病院皮膚科，医科診療医
2011年	同大学大学院創生医科学修了（医学博士）
2012～15年	ドイツ Bonn 大学皮膚科，研究員
2015年	広島大学病院皮膚科，助教

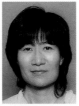

小宮根真弓
（こみね まゆみ）

1988年	東京大学卒業 同大学医学部附属病院皮膚科入局（研修医）
1990年	関東逓信病院皮膚科，常勤嘱託医
1993年	米国ニューヨーク大学メディカルセンター皮膚科，研究員
1996年	東京大学医学部附属病院皮膚科，助手
1999年	同分院皮膚科，講師，病棟医長
2001年	同病院皮膚科，講師
2007年	自治医科大学皮膚科，准教授
2018年	同，教授

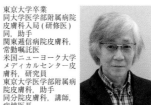

橋本 隆
（はしもと たかし）

1976年	慶應義塾大学卒業 同大学皮膚科入局
1977年	国家公務員共済立川病院皮膚科
1979年	慶應義塾大学皮膚科，助手
1982～84年	英国ウェールズ国立医科大学皮膚科留学
1984年	北里研究所病院皮膚科
1987年	慶應義塾大学医学部，助手
1996年	久留米大学皮膚科，教授
2017年	大阪市立大学皮膚病態学，特任教授

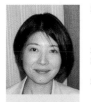

金澤 伸雄
（かなざわ のぶお）

1994年	京都大学卒業 同大学皮膚科入局
1995年	兵庫県立尼崎病院皮膚科，研修医
2000年	京都大学大学院修了 国立京都病院皮膚科，医師
2001年	京都大学皮膚科，助手
2003年	ドイツエアランゲン大学皮膚科，研究員
2006年	和歌山県立医科大学皮膚科，講師
2015年	同，准教授

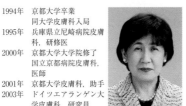

清島真理子
（せいしま まりこ）

1980年	岐阜大学卒業 同大学皮膚科入局
1988年	米国ニューヨーク大学皮膚科留学
1990年	岐阜大学皮膚科，助手
1992年	同，講師
1998年	大垣市民病院皮膚科，医長
2005年	同，部長
2009年	岐阜大学皮膚科，教授

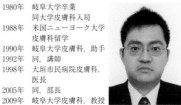

葉山 惟大
（はやま これまさ）

2004年	日本大学卒業 同大学医学部付属板橋病院，研修医
2006年	同病院研修終了 同病院皮膚科，専修医
2008年	日本大学大学院医学研究科内科系皮膚科学入学
2012年	同大学大学院卒業，医学博士 同大学皮膚科，助手
2014年	同，助教/病棟医長

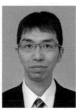

国本 佳代
（くにもと かよ）

2004年	和歌山県立医科大学卒業 同大学附属病院，臨床研修医
2006年	同病院皮膚科入局
2008年	和歌山労災病院皮膚科勤務
2010年	和歌山県立医科大学附属病院皮膚科，学内助教
2012年	同，助教

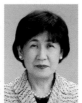

武市 拓也
（たけいち たくや）

2004年	滋賀医科大学卒業
2006年	名古屋大学皮膚科入局
2007年	豊橋市民病院皮膚科
2010年	名古屋大学大学院修了
2011年	稲沢市民病院皮膚科
2013～15年	英国 King's College London 留学
2015年	名古屋大学医学部附属病院皮膚科，医員
2016年	同，助教

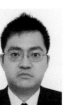

福永 淳
（ふくなが あつし）

1997年	神戸大学卒業 同大学医学部附属病院，研修医 同，医員
1999年	新日鉄広畑病院皮膚科，医員
2000年	神戸大学大学院皮膚科入局
2004年	同大学大学院修了
2006年	The University of Texas MD Anderson Cancer Center Department of Immunology, Postdoctoral Fellow
2008年	神戸大学大学院医学系研究科皮膚科学，助教
2012年	同，診療科長補佐
2013年	同大学医学部附属病院皮膚科，講師

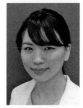

松田 智子
（まつだ ともこ）

2014年	奈良県立医科大学卒業 市立ひらかた病院研修
2016年	関西医科大学皮膚科入局 同大学附属病院勤務

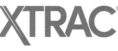
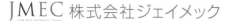

まるわかり！自己炎症性疾患

◆編集企画／和歌山県立医科大学准教授　金澤　伸雄　◆編集主幹／照井　正　大山　学

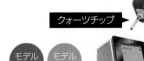
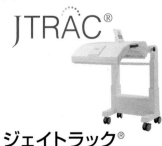

Monthly Book Derma. 創刊 20 周年記念書籍

そこが知りたい **達人が伝授する**

日常皮膚診療の極意と裏ワザ

■編集企画：**宮地　良樹**

(滋賀県立成人病センター病院長/京都大学名誉教授)

B5 判　オールカラー　2016 年 5 月発行
定価(本体価格 12,000 円＋税)　380 ページ
ISBN：978-4-86519-218-6 C3047

おかげをもちまして創刊 20 周年！
"そこが知りたい" を詰め込んだ充実の一書です !!

新薬の使い方や診断ツールの使いこなし方を分かりやすく解説し，日常手を焼く疾患の治療法の極意を各領域のエキスパートが詳説．「押さえておきたいポイント」を各項目ごとにまとめ，大ボリュームながらもすぐに目を通せる，診療室にぜひ置いておきたい一書です．

Monthly Book Derma. 創刊20周年記念書籍

そこが知りたい ◆ 達人が伝授する

日常皮膚診療の
極意と裏ワザ

■編集企画　宮地良樹　滋賀県立成人病センター病院長／京都大学名誉教授

好評書籍

全日本病院出版会

目　次

 ZEN NIHON BYOIN SHUPPANKAI

(株)全日本病院出版会

〒 113-0033　東京都文京区本郷 3-16-4
TEL：03-5689-5989　FAX：03-5689-8030
www.zenniti.com

MB Derma，293：1-8，2020.

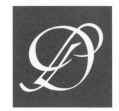

◆特集／まるわかり！自己炎症性疾患

FMF，TRAPS，MKD/自己炎症性周期熱症候群

清島真理子*

Key words：家族性地中海熱（familial Mediterranean fever），TNF受容体関連周期性症候群（TNF receptor-associated periodic syndrome），メバロン酸キナーゼ欠損症（mevalonate kinase deficiency），高IgD症候群（hyper IgD syndrome），遺伝性周期性発熱症候群（hereditary periodic fever syndrome）

Abstract　周期性発熱を反復し，皮膚，関節，消化器，眼など種々の臓器症状を伴う自己炎症性疾患は，遺伝性周期熱症候群と呼ばれる．その代表疾患に家族性地中海熱（FMF），TNF受容体関連周期性症候群（TRAPS），メバロン酸キナーゼ欠損症（MKD）がある．発症年齢，発熱の間隔と持続期間，随伴症状（皮疹，腹痛，下痢，胸痛，関節痛，筋痛，結膜炎など），家族歴（遺伝様式）などから各疾患について鑑別し，最終的には責任遺伝子（各々 *MEFV*，*TNFRSF1A*，*MVK*）の変異により診断を確定する．検査所見では発作時に白血球，血沈，CRP，血清アミロイドAが高値を示す．皮疹はFMFでは丹毒様紅斑，TRAPSでは筋痛を伴う移動性紅斑様皮疹，MKDではmaculopapular rashが典型的とされている．FMFではコルヒチンや抗IL-1抗体，TRAPS，MKDでは抗IL-1抗体やTNF*α*阻害薬が有効であり，症状の消褪とアミロイドの臓器沈着予防のため早期の治療開始が必要である．

はじめに

自己炎症性疾患には，周期性発熱を反復する一群があり[1]，発熱のほかに，皮膚，関節，消化器など種々の臓器症状を伴う．遺伝性周期熱症候群と呼ばれ，発症年齢，発熱の持続期間，間隔，随伴症状，家族歴などから各疾患について鑑別し診断を進める[2]（図1）．周期性発熱のパターンには各疾患で特徴がある（図2）が，実際には典型例ばかりではなく，症例によってバリエーションがある．遺伝性周期熱症候群の代表疾患が家族性地中海熱（FMF），TNF受容体関連周期性症候群（TRAPS），メバロン酸キナーゼ欠損症（MKD），クリオピリン関連周期熱症候群（CAPS）（家族性寒冷蕁麻疹：FCAS，Muckle-Wells症候群：MWS，CINCA症候群/neonatal onset multisys-tem inflammatory disease：CINCA/NOMID），周期性発熱・アフタ性口内炎・咽頭炎・リンパ節炎症候群（PFAPA），NLRP12関連周期熱症候群（NAPS12），NLRC4異常症である[3]．そのなかで本稿ではFMF，TRAPS，MKDを中心に述べたい．

遺伝性周期熱症候群の鑑別

発症年齢，発熱の特徴，随伴症状などから絞り込み，遺伝子変異検索を行う．コルヒチンなどの治療反応性が診断の助けになることもある[2]（表1）．発症年齢は乳児期，小児期が最も多いが，TRAPSやFMFでは成人発症例も多数報告されている．

発熱周期と発熱の持続時間にはある程度の疾患特異性がある．FMFでは2〜6週間ごとに症状が起こるが，発熱の持続は1〜3日と短い．PFAPAも4〜6週間周期で，高熱は3〜5日持続する．それに対し，MKDの発熱周期は2〜6週間〜2年で

* Mariko SEISHIMA，〒501-1194 岐阜市柳戸1-1　岐阜大学大学院医学系研究科皮膚病態学，教授

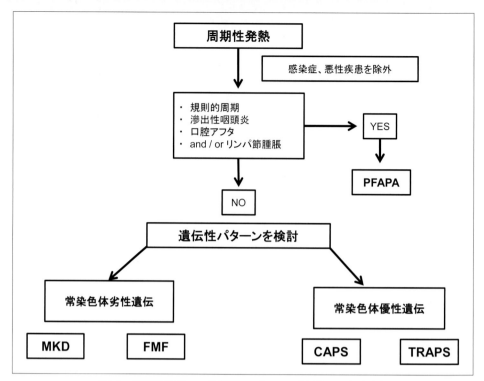

図 1. 周期性発熱への診断的アプローチ（文献 2 より改変）

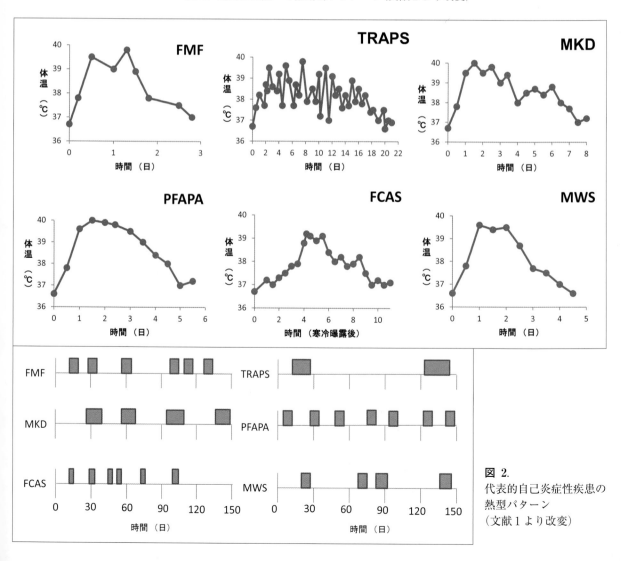

図 2.
代表的自己炎症性疾患の
熱型パターン
（文献 1 より改変）

表 1. 周期性発熱の診断的アプローチ（文献 2 より改変）

	FMF	TRAPS	MKD	CAPS
発症	2.7 歳(1.1〜5.3 歳)	4.3 歳(0〜63 歳)	<1 歳(0.1〜1.4 歳)	<1 歳(0〜3 歳)
発熱期間	1〜3 日	>7〜14 日 (平均 10.8 日, 33%は 7 日未満)	4 日(3〜6 日)	<2 日〜持続
誘因	ストレス 月経 感染	ストレス 月経, 疲労 感染, ワクチン	ワクチン ストレス 感染	寒冷
皮疹	丹毒様紅斑	筋痛に伴う移動性紅斑様 皮疹	紅斑, 丘疹	蕁麻疹様紅斑
筋骨格系	単関節炎	重度筋痛, 関節痛	関節痛, 筋痛	関節痛, 関節炎, 骨過形成(NOMID)
腹部症状	重度腹痛	腹痛	重度腹痛, 下痢, 嘔吐, 脾腫	
眼症状	—	眼窩周囲浮腫, 疼痛, 結膜炎		結膜炎, 上強膜炎, ブドウ膜炎, 視神経乳頭
特徴	丹毒様紅斑, 重症漿膜炎 (腹痛, 胸膜炎, 心外膜炎), 関節炎	移動性筋痛と紅斑様皮疹, 眼窩周囲浮腫	頸部リンパ節腫脹, アフタ性潰瘍, 頭痛, 精神発達遅滞(重症例)	蕁麻疹様皮疹 慢性無菌性髄膜炎 感音性難聴
遺伝子異常	*MEFV*	*TNFRSF1A*	*MVK*	*NLRP3*
治療	コルヒチン, 抗 IL-1 抗体	抗 TNF 抗体, 抗 IL-1 抗体	抗 TNF 抗体, 抗 IL-1 抗体	抗 IL-1 抗体

症例により幅がある. 発熱の持続は3〜6日間である. TRAPS の周期も数日〜数週間, 症例によっては年に2〜3回とかなり幅がある. 発熱は数日〜数週間持続する[2)3)].

皮疹については TRAPS, FCAS, MWS は発熱時の蕁麻疹様紅斑が主体である. MKD では紫斑や点状出血斑を伴うこともあるが, 皮疹を伴わないことが多い. FMF では関節周囲の丹毒様紅斑がみられる(表 1).

関節痛, 筋痛, 腹痛は FMF, TRAPS, MKD に共通する症状であり, 重症の腹痛は FMF, MKD で特徴的である. TRAPS では結膜炎や眼窩周囲浮腫を伴うが, FMF, MKD では伴わない. それぞれの疾患について次に述べる.

家族性地中海熱
(familial Mediterranean fever; FMF)

概要: NLRP3 インフラマソームの機能を制御するpyrinをコードする*MEFV*が責任遺伝子である. pyrin の異常によって炎症性サイトカインである IL-1β, IL-18 の異常活性化を生じる疾患である. 常染色体劣性遺伝を示し, 地中海東部のアルメニア, トルコ, アラブに多い. この地域では M694V, V726A, M680I, M694I, E148Q, なかでも M694V, V726A の MEFV 変異が多い. 本邦でも既に 300 症例以上が報告されているが, 地中海領域とは異なり, M694V, V726A は少なく, E148Q と M694I の複合ヘテロ接合体か M680I が多い[4)].

症状: 突然高熱で発症し, 半日〜72 時間持続する. 発熱間歇期は無症状で, 発熱の間隔は 2〜6 週間が多い. 約 70%に腹膜炎を生じ, 強い腹痛, 下痢を訴える. 他の漿膜炎として胸膜炎は約 20% にみられ, 呼吸困難, 咳嗽, 胸痛を伴う. 心外膜炎や精巣漿膜炎も頻度は低いがみられる. 関節炎の頻度は地中海領域より本邦では低い[5)]. 膝, 足, 股関節痛を単関節で生じることが多く, 関節リウマチとは異なる. 皮疹は丹毒様紅斑が有名で, 小児例では15〜20%にみられる. 下腿や足背に好発する. 病理所見は核塵を伴う好中球浸潤が主体である. 小児例では他に顔面, 体幹, 四肢に紫斑がみられることもある[6)]. 結節性多発動脈炎, 掌蹠の紅斑[7)], 浸潤を触れる程度の紅斑[8)]を生じることもある(図 3).

検査所見は発熱時には白血球数増加, 血沈亢進, CRP 増加, 血清アミロイド A 増加を示すが,

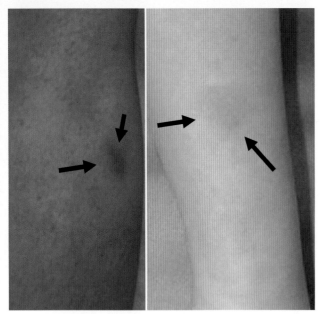

図 3. 家族性地中海熱の非典型皮疹
左下腿(a)と前腕(b)の浸潤を触れる紅斑.
痒み，痛みはない.

a | b

間歇期には正常化する．診断基準(表2)と診断フローチャート(図4)を参考に診断する[5)9)].

治　療：典型例ではコルヒチンが推奨度Aで推奨される．成人では0.5～1.0 mg/日を用い，無効例では2.0 mg/日まで増量する．小児では0.01～0.02 mg/kg/日で開始する．コルヒチンの副作用として下痢，腹痛，嘔吐などの消化器症状が多い．これらの副作用は血中濃度と関連しており，減量や分割投与で副作用が軽快することもある．コルヒチン無効例や不耐例では抗IL-1抗体を用いる[10)]（表3）．他の可能性としてTNFα阻害薬が挙げられる．非典型例ではコルヒチンは推奨度Cで

あるが，実際には使用し有効なことが多い．症状が長期間にわたる場合には消化管や腎臓などへのアミロイド沈着が予後を左右する．コルヒチンによるアミロイドーシスの進行予防が知られているため，早期に診断し治療を開始することが生命予後の改善につながる．

TNF 受容体関連周期性症候群
（TNF receptor-associated periodic
syndrome；TRAPS）

概　要：TRAPSはTNF受容体1型(TNFR1)をコードするTNF receptor superfamily member 1A(*TNFRSF1A*)の変異による常染色体優性遺伝を示す疾患である．*TNFRSF1A*遺伝子の変異によりTNFR1の構造的変化，オリゴマー形成不全を起こし，小胞体ストレスの誘導によってIL-1βなどのサイトカインの過剰な産生につながって発症する．欧州の報告では100万人に1人の発症である．本邦でも非常に稀な疾患で51人33家系の報告[11)]があり，報告によれば筋痛，胸痛，腹痛などの頻度が欧州の症例と比べ低い．

症　状：発症年齢は0～63歳と広いが，80%以上を18歳以下が占める．診断年齢の中央値は25.9歳であった．他の周期性発熱症候群と比べて発熱持続期間が平均14日と長い．周期性ではなく持続性の発熱を示す症例が10%にあり，また持続性発熱にさらに突発的にフレアを起こすこともある．筋痛，関節痛，腹痛を伴うほかに，眼窩周囲

表 2. 家族性地中海熱(FMF)の診断基準(文献5より引用)

＜必須項目＞
12時間から72時間続く38℃以上の発熱を3回以上繰り返す．発熱時には，CRPや血清アミロイドA(SAA)などの炎症検査所見の著明な上昇を認める．発作間歇期にはこれらが消失する．
＜補助項目＞
1. 発熱時の随伴症状として，以下のいずれかを認める． 　　a)非限局性の腹膜炎による腹痛，b)胸膜炎による胸背部痛，c)関節炎，d)心膜炎，e)精巣漿膜炎，f)髄膜炎による頭痛 2. コルヒチンの予防内服によって発作が消失あるいは軽減する．
 必須項目と，補助項目のいずれか1項目以上を認める症例を臨床的にFMF典型例と診断する．FMFを疑わせるが，典型例の基準を満たさない（繰り返す発熱のみ，補助項目の1項目以上のみを有するなど）症例については，FMFの診断フローチャート(図4)に従い診断する．ただし，感染症，悪性疾患，自己免疫疾患，他の自己炎症性疾患などの発熱の原因となる疾患を除外する．

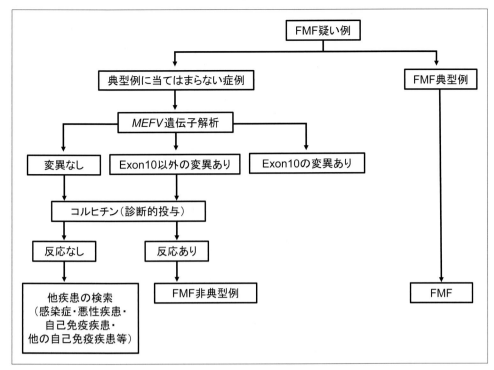

図 4. 家族性地中海熱（FMF）の診断フローチャート（文献 9 より引用）

表 3. 自己炎症性疾患の治療の推奨度（文献 10 より改変）

疾患名		コルヒチン	副腎皮質ステロイド	抗 IL-1 製剤（カナキヌマブ）	抗 TNFα 製剤	その他
FMF	典型例	A（発作予防に推奨）	C（推奨されない：症状緩和の対症療法のみ）	B（コルヒチン抵抗/不耐例に推奨）	C（推奨されないが，カナキヌマブ使用不可能/効果不十分例に検討）	
	非典型例	C（発作予防に推奨）	C（推奨されない：症状緩和の対症療法のみ）	C（積極的には推奨されない）	C（評価不能で積極的には推奨されない）	
TRAPS		適応なし	C（発作発熱時，発熱頻回/炎症持続例）	B（ステロイド治療で効果不十分な場合に推奨）	C（エタネルセプト；ステロイド効果不十分例に考慮）	
MKD		適応なし	C（発作時短期投与，カナキヌマブ効果不十分時の併用）	B（慢性炎症，成長障害，臓器障害，ステロイド治療抵抗例に推奨）	C（エタネルセプト，アダリムマブ；カナキヌマブ使用不可能もしくは効果不十分例に考慮）	スタチン：C（間歇的発熱発作例に考慮）造血幹細胞移植：C（ただしほかの推奨治療無効例）

浮腫や結膜炎を伴う点が特徴である．皮疹は69～87%の症例でみられ，その40%は移動性筋痛に伴う移動性紅斑である[12]．分～数日の単位で近位から遠位に移動し，"疼痛を伴う紅斑"と呼ばれる[6]．他には蕁麻疹様紅斑や環状紅斑，丹毒様紅斑[7]，稀には紫斑を伴うことが報告されている．病理学的には単核球の真皮血管周囲あるいは間質浸潤であるが，小血管の血管炎や脂肪織炎の場合もあ

る．症状から本症を疑い，*TNFRSF1A* 遺伝子の解析を行い診断確定する（図5）．

　治　療：軽症例では非ステロイド抗炎症薬（NSAIDs），コルヒチン，副腎皮質ステロイドで症状の緩和が望めるが，効果不十分の場合は抗IL-1抗体製剤が推奨される．TNFα 阻害薬も有効な場合がある．本症もアミロイドによる臓器障害の予防が長期予後のために重要である（表3）．

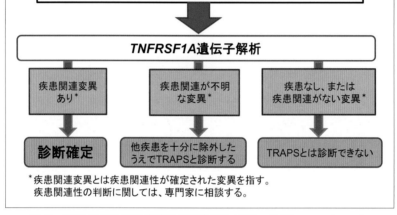

必須条件
6か月以上反復する以下のいずれかの炎症徴候の存在
（いくつかの症状が同時にみられることが一般的）
　（1）発熱
　（2）腹痛
　（3）筋痛（移動性）
　（4）皮疹（筋痛を伴う紅斑様皮疹）
　（5）結膜炎・眼窩周囲浮腫
　（6）胸痛
　（7）関節痛、あるいは単関節滑膜炎

補助項目
　1）家族歴あり
　2）20歳未満の発症
　3）症状が平均5日以上持続（症状は変化する）

必須条件を満たし、補助項目の2つ以上を有する症例をTRAPS疑
い例とする。なお、全身型若年性特発性関節炎、あるいは成人ス
ティル病として治療されているが、慢性の持続する関節炎がなく、
かつ再燃を繰り返す例もTRAPS疑いに含める。

TNFRSF1A遺伝子解析

疾患関連変異
あり*

疾患関連が不明
な変異*

疾患なし、または
疾患関連がない変異*

診断確定

他疾患を十分に除外した
うえでTRAPSと診断する

TRAPSとは診断できない

*疾患関連変異とは疾患関連性が確定された変異を指す。
　疾患関連性の判断に関しては、専門家に相談する。

図 5. TNF 受容体関連周期性症候群（TRAPS）の診断フローチャート
（文献 9 より引用）

メバロン酸キナーゼ欠損症
（mevalonate kinase deficiency；MKD）

　概　要：コレステロール代謝経路に関わるメバ
ロン酸キナーゼ（MK）の活性低下により発症す
る。疾患責任遺伝子は MK をコードする *MVK* 遺
伝子で、機能低下型変異である。欧州の症例で多
く認められる V377I，I268T，H20P/N，P167L 変
異は本邦例ではみられない。残存する MK 活性と
臨床重症度は相関する。酵素活性の高度な低下の
場合はメバロン酸尿症（MA），酵素活性が低下は
するものの残存する高 IgD 症候群（hyper IgD
syndrome；HIDS）に分かれ、両者を合わせて
MKD と呼ぶ。

　病態としては MK 欠乏によりメバロン酸が蓄積
し、RhoA 活性が低下する。そのため pyrin のリ
ン酸化が障害され IL-1β 産生が亢進する機序が考
えられている。患者数は欧州に多く、日本では 10
人が確認されている[13]。

　症　状：多くは乳児期早期に発症し、2～8 週間
隔で不規則に周期性発熱を繰り返す。38～40℃の
稽留熱で、4～7 日間持続する。外傷やワクチン接
種などの誘因のあることもある。発熱時に点状丘
疹や紅斑、紫斑、膨疹を 90%、口腔アフタなどの
粘膜疹を 50% に生じる。皮疹の病理所見は血管内
皮の浮腫や血管周囲の細胞浸潤である[6]。発熱時
に 60～80% で腹痛、嘔吐、下痢を生じる。その割
合は本邦より欧州の症例で高く、欧州の症例では

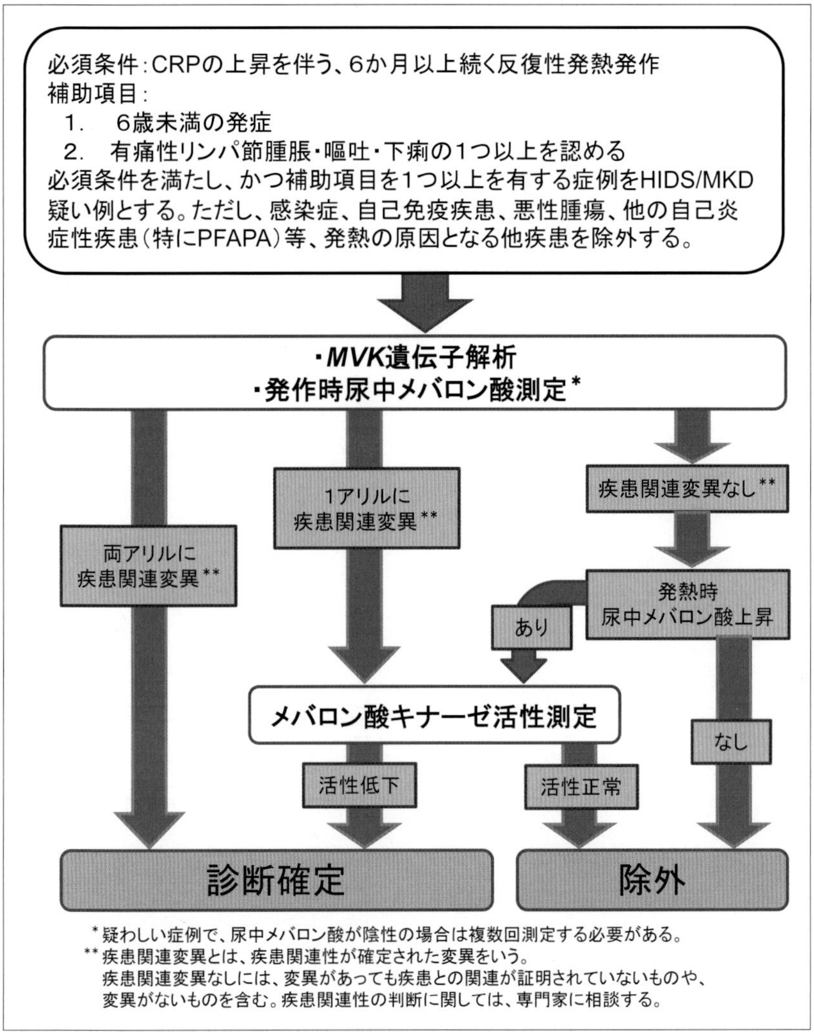

必須条件：CRPの上昇を伴う、6か月以上続く反復性発熱発作
補助項目：
　1.　6歳未満の発症
　2.　有痛性リンパ節腫脹・嘔吐・下痢の1つ以上を認める
必須条件を満たし、かつ補助項目を1つ以上を有する症例をHIDS/MKD
疑い例とする。ただし、感染症、自己免疫疾患、悪性腫瘍、他の自己炎
症性疾患（特にPFAPA）等、発熱の原因となる他疾患を除外する。

・*MVK*遺伝子解析
・発作時尿中メバロン酸測定*

1アリルに
疾患関連変異**

疾患関連変異なし**

両アリルに
疾患関連変異**

発熱時
尿中メバロン酸上昇

あり

メバロン酸キナーゼ活性測定

なし

活性低下

活性正常

診断確定

除外

＊疑わしい症例で、尿中メバロン酸が陰性の場合は複数回測定する必要がある。
＊＊疾患関連変異とは、疾患関連性が確定された変異をいう。
　疾患関連変異なしには、変異があっても疾患との関連が証明されていないものや、
　変異がないものを含む。疾患関連性の判断に関しては、専門家に相談する。

図 6. メバロン酸キナーゼ欠損症（MKD）の診断フローチャート
（文献9より引用）

6～10％に腹膜炎を生じる．50～60％で膝，足関節などの関節痛や関節炎を伴う．肝腫大，脾腫大は30％程度であるが，リンパ節腫脹は70～80％に生じる．

検査所見は発熱時には白血球数増加，血沈亢進，CRP増加，血清アミロイドA増加を示す．間歇期にも高値を示すことがある．血清IgD値は60～70％に高値を示すが，低年齢患者や病初期では増加せず，他疾患でも増加することがあるため慎重に評価する必要がある．尿中メバロン酸値は多くの症例で高値を示す，有用性の高い検査である[9)14)]（図6）．

治　療：症状緩和のため，軽症例ではNSAIDs，副腎皮質ステロイドが有効であるが，効果不十分の場合や重症例では抗IL-1抗体製剤が推奨される．抗IL-1抗体製剤抵抗性の症例ではTNFα阻害薬（エタネルセプト，アダリムマブ）が有効である[10)13)]（表3）．他にメバロン酸合成を抑制するHMG-CoA還元酵素阻害薬（スタチン）の投与が試みられ，発熱発作のみを生じる軽症例で発作回数の減少は示されたが，重症例では無効である．他の治療無効例で造血幹細胞移植の行われた症例もある．

軽症例では年齢とともに発作回数が減少し，症状も軽症化するが，重症例のなかには全身性の強い炎症のため死亡例も報告されている．また，重症感染症に罹患しやすいことも知られている．本症もアミロイドによる臓器障害が長期予後の面か

ら重要である．乳児期から発症し，発熱発作を繰り返すことから，重症例では精神発達遅延，身体能力の低下も報告されている．発達の面からの支援も必要である．

おわりに

周期性発熱を示す遺伝性疾患のなかでFMF，TRAPS，MKDの3疾患の概念，症状，治療を示した．各々皮膚症状の記載はあるものの，オーバーラップしたり，非典型的な皮疹も多く，また病理所見の記載も少ない．今後，全身症状と合わせて皮疹からも遺伝性周期熱症候群の早期診断に役立てるよう，皮膚科医も認識する必要がある[6]．

これらはいずれも長期間の全身性炎症によるアミロイドの臓器沈着が長期予後に影響する疾患であり，早期診断，早期治療開始が重要である．FMFについてはコルヒチンが著効を示し，無効例には抗IL-1抗体が有効であり，TRAPS，MKDでも重症例には抗IL-1抗体という治療手段がある．したがって発熱発作と随伴症状を治療する点でも，アミロイド沈着を抑制する点でも早期診断が重要である．

文献

1) Hoffman HM, Simon A：Recurrent febrile syndromes：what a rheumatologist needs to know. *Nat Rev Rheumatol*, **5**：249-256, 2009.
2) Sag E, Bilginer Y, Ozen S：Autoinflammatory diseases with periodic fevers. *Curr Rheumatol Rep*, **19**：41, 2017.
3) 伊藤秀一：自己炎症性疾患総論：臨床診断のための疾患概念と症状の理解；遺伝子診断の前に．日本臨牀，**76**：1713-1723，2018.
4) Migita K, Agematsu K, Yazaki M, et al：Familial Mediterranean fever：genotype-phenotype correlations in Japanese patients. *Medicine*（Baltimore），**93**：158-164, 2014.
5) 谷内江昭宏：家族性地中海熱/*MEFV*関連炎症性疾患．日本臨牀，**76**：1763-1769，2018.
6) Dávila-Seijo P, Hernández-Martín A, Torrelo A：Autoinflammatory syndromes for the dermatologist. *Clin Dermatol*, **32**：488-501, 2014.
7) Moreira A, Torres B, Peruzzo J, et al：Skin symptoms as diagnostic clue for autoinflammatory diseases. *An Bras Dermatol*, **92**：72-80, 2017.
8) Takahashi T, Fujisawa T, Kimura M, et al：Familial Mediterranean fever variant with repeated atypical skin eruptions. *J Dermatol*, **42**：903-905, 2015.
9) 厚生労働科学研究費補助金難治性疾患政策研究事業「自己炎症性疾患とその類縁疾患の診断基準，重症度分類，診療ガイドライン確立に関する研究」班：自己炎症性疾患とその類縁疾患の診断基準，重症度分類，診療ガイドライン確立に関する研究，2015.
10) 伊藤秀一：自己炎症性疾患の治療の現状．医学のあゆみ，**267**：671-676，2018.
11) Ueda N, Ida H, Washio M, et al：Clinical and genetic features of patients with TNFRSF1A variants in Japan：Findings of a nationwide survey. *Arthritis Rheumatol*, **68**：2760-2771, 2016.
12) 山崎聡士，井田弘明：TNF受容体関連周期性症候群（TRAPS）．日本臨牀，**76**：1745-1750，2018.
13) Tanaka T, Yoshioka K, Nishikomori R, et al：National survey of Japanese patients with mevalonate kinase deficiency reveals distinctive genetic and clinical characteristics. *Modern Rheumatol*, **29**：181-187, 2019.
14) 岡本奈美：メバロン酸キナーゼ欠損症．日本臨牀，**76**：1751-1757，2018.

MB Derma, 293：9-14, 2020.

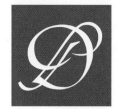

◆特集／まるわかり！自己炎症性疾患

CAPS，Schnitzler／自己炎症性蕁麻疹様皮膚症

福永　淳*

Key words：クリオピリン関連周期熱症候群（cryopyrin-associated periodic syndrome；CAPS），Schnitzler 症候群（Schnitzler syndrome），IL-1β，自己炎症性疾患（autoinflammatory disease），蕁麻疹様皮疹（urticarial eruption）

Abstract　自己炎症性疾患は周期性の発熱を主症状とし，関節炎，発疹，眼症状，腹部症状などを伴い，明らかな感染やアレルギー機序の関与が否定できる疾患群であり，様々な皮疹を呈することも多い．クリオピリン関連周期熱症候群（cryopyrin-associated periodic syndrome；CAPS）や Schnitzler 症候群は，そのなかでも蕁麻疹様皮疹を伴う自己炎症性疾患である．
　CAPS では，細胞内でパターン認識受容体として働くクリオピリン蛋白の遺伝子（*NLRP3*）の異常に起因し，インフラマソームの恒常的形成を経て IL-1β が恒常産生される．その表現型から家族性寒冷誘発自己炎症性症候群（familial cold autoinflammatory syndrome；FCAS），Muckle-Wells 症候群，CINCA 症候群に分けられる．Schnitzler 症候群はこれまでの報告が全世界で 300 例と稀な疾患であり，間欠熱，関節痛（関節炎），骨痛などを生じ，蕁麻疹様皮疹と単クローン性γグロブリン血症（IgM，稀に IgG）が特徴であるが，家族集積を欠くことや高齢発症が多いことから，後天的な原因が推察されている．

はじめに

　自己炎症性疾患（autoinflammatory disease）は自然免疫系の機能異常に起因する，反復する炎症を特徴とする疾患である．周期熱，関節炎，眼症状に加えて様々な皮膚症状を呈することが多いが，治療介入が遅れると，身体機能障害のみならず，慢性炎症に続発するアミロイド A（AA）アミロイドーシスによる重篤な臓器障害を引き起こすため，その特徴的皮疹を認識し鑑別を行うことが重要である．

　本稿では，自己炎症性疾患のなかでも蕁麻疹様皮疹を呈する疾患であるクリオピリン関連周期熱症候群（CAPS）と Schnitzler 症候群を取り上げ，その臨床像，病因，病態，診断，治療について概説する．

クリオピリン関連周期熱症候群（CAPS）

　CAPS で出現する皮疹は，一見して通常の蕁麻疹と見分けのつかない色素沈着を残さない膨疹が認められるという特徴があるが，通常の蕁麻疹とは異なり痒みを訴えることは少なく，抗ヒスタミン剤は無効である．

　CAPS は家族性寒冷蕁麻疹（familial cold autoinflammatory syndrome；FCAS），Muckle-Wells 症候群，CINCA 症候群（chronic infantile neurologic cutaneous articular syndrome；CINCA）が *NLRP3* 遺伝子に遺伝子異常を持つことが明らかとなり提唱された疾患で，これらの疾患の総称である[1]．CAPS は非常に稀な常染色体優性遺伝疾患で，100 万人あたり 1〜3 人の罹患率と推定されている[2]．

*　Atsushi FUKUNAGA，〒650-0017 神戸市中央区楠町 7-5-1　神戸大学大学院医学研究科内科系講座皮膚科学分野，講師

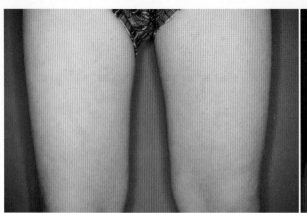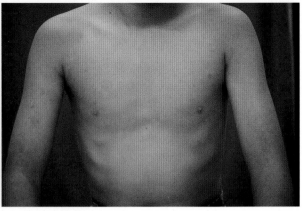

図 1. CAPS で現れる蕁麻疹様皮疹

表 1. 重症度別に分類した CAPS の特徴

病　型	FCAS	Muckle-Wells 症候群	CINCA 症候群
皮　疹	あり	あり	あり
関節症状	関節痛	関節炎/関節痛	関節炎/関節痛
軟骨病変	なし	なし	あり
難　聴	なし	しばしばあり	あり
慢性髄膜炎	なし	しばしばあり	あり
眼所見	なし	しばしばあり	あり
アミロイドーシス	稀	あり	あり

1. 臨床症状

CAPS の臨床症状は出生直後または幼児期から顕在化することが比較的多い. 蕁麻疹様皮疹, 関節痛, 筋肉痛, 頭痛を伴うエピソードと発熱のエピソードを特徴とする. 蕁麻疹様皮疹は, 一見して通常の蕁麻疹と見分けのつかない, 色素沈着を残さずに出没する膨疹を呈することが大きな特徴である(図1). 発症初期の症状として結膜炎およびブドウ膜炎を含む眼症状や感音性難聴も比較的頻度の高い随伴症状である. 発症後期の症状としては, 中枢神経を伴う持続的な炎症によって特徴づけられる慢性頭痛, 頭蓋内圧亢進, 水頭症, 精神遅滞などの慢性無菌性髄膜炎に伴う症状を呈する. うっ血乳頭は視力喪失につながる可能性がある. 最重症型である CINCA 症候群では, 幼児期から膝関節の成長軟骨の異常増殖が生じ, 患者が治療されない場合, 関節症は重度の関節拘縮および持続性の機能障害をもたらす[3]. FCAS, Muckle-Wells 症候群, CINCA 症候群の臨床的特徴については表1にまとめた.

なお, 図1に示した自験例では, 新生児期より痒みのない, 1日以内に跡形なく消失する膨疹と紅斑を繰り返し, 抗ヒスタミン薬, ステロイド内服は皮疹に効果がなかった. 発熱や関節痛はなかったが, 感音性難聴を指摘されていた. 採血では持続的に CRP 陽性を指摘されていた.

蕁麻疹様皮疹を呈し好中球中心の細胞浸潤が血管周囲にみられるという点では, 蕁麻疹様血管炎との鑑別も必要である. しかし, 蕁麻疹様血管炎では痛みを伴うことが多く, 24時間以上の持続と色素沈着を残すことが多いことが鑑別点として重要である. 蕁麻疹に類似した皮疹を呈する疾患として CAPS, Schnitzler 症候群, 蕁麻疹様血管炎の鑑別ポイントを表2に示す[3].

2. 病因, 病態

2001年に FCAS と MWS[4], 2002年に CINCA 症候群/NOMID[5]に NLRP3 遺伝子に変異があることが発見された(一部の患者(約40%)では遺伝子変異は認められない). 炎症性サイトカイン IL-1β の活性化を制御する NLRP3 遺伝子の異常により, NLRP3 インフラマソームが活性化し caspase-1 を活性化し IL-1β が過剰産生されることにより, CAPS にみられる周期性または持続性の炎症所見を生じるに至る.

3. 診断

診断は, 比較的高い感度と特異度にて一連の臨床的基準によって行うことができると報告されている(表3)[6]. CAPS の診断は, NLRP3 遺伝子の

表 2. 古典的な蕁麻疹，蕁麻疹様血管炎，Schnitzler 症候群およびクリオピリン関連周期熱症候群
（CAPS）の重要な特徴（文献 3 より改変）

	臨床症状	随伴症状	検査結果	皮膚生検	治療反応性
古典的蕁麻疹	限局性の隆起した紅斑性局面で，しばしば中央が白色調で激しく痒みを伴う．夜に悪化傾向あり	血管性浮腫がときに合併	特異的異常なし	真皮浮腫，血管拡張，軽度の血管周囲炎症細胞浸潤；単球および CD4 陽性リンパ球	抗ヒスタミン薬，ステロイドに反応
蕁麻疹様血管炎	痛みと痒みを伴う蕁麻疹様局面，皮疹はしばしば 24 時間以上続き，白血球破砕性血管炎の兆候を伴う場合がある；局面に薄暗い色素沈着が残存する．	血管性浮腫や紫斑が同時に認められることあり	低補体値	真皮浮腫，血管炎の所見	抗ヒスタミン薬，ヒドロキシクロロキン，コルヒチン，ステロイド，免疫抑制薬に様々な反応
Schnitzler 症候群	慢性再発性の蕁麻疹様皮疹．痒みなし，皮疹は 4～36 時間持続	発熱，関節痛，肝脾腫，リンパ節腫脹	単クローン性ガンマグロブリン血症，炎症性パラメーターの増加	不均一な所見；好中球性蕁麻疹が最も多く，海綿状皮膚炎，白血球破砕性血管炎と続く	抗ヒスタミン薬に対する反応なし，部分的に高用量のステロイドに対する反応，抗 IL-1 療法に迅速に完全に反応
CAPS	連日出現する蕁麻疹様皮疹．痒みなし，寒冷曝露で悪化	発熱，関節炎/関節痛，感音難聴，無菌性髄膜炎，AA アミロイドーシス	炎症性パラメーターの増加	主に好中球のエクリン汗腺・血管周囲への浸潤，vasculopathy や血管炎の所見なし	抗ヒスタミン剤に対する反応なし，ステロイドへの反応は限定的か無反応，抗 IL-1 療法に迅速に完全に反応

遺伝子解析によって確認できるが，CAPS の典型的な臨床表現型を持つ患者の約 40％では既知の遺伝子変異は検出できない．重症型の CINCA 症候群には，*NLRP3* 遺伝子に変異はないが，症状・抗 IL-1 治療に対する反応性が *NLRP3* 変異のある患者と同じである症例が存在し，そのような症例の 70％の方が，"体細胞モザイク"を有することが報告されている．

4. 治療，予後

IL-1 をターゲットとした生物学的製剤による治療が奏効する．3 種の抗 IL-1 製剤が存在するが，本邦ではアナキンラ，リロナセプト，カナキヌマブのうちカナキヌマブのみが承認されている．

アナキンラは，IL-1 と内因性に拮抗するヒト IL-1Ra のホモローグで，IL-1α および β の結合を競合的に阻害する．

リロナセプトは，IL-1 に結合して中和するヒト IL-1 受容体の細胞外部分およびヒト IgG1 の Fc 領域からなる二量体融合タンパク質で構成されており，IL-1α および β に高い親和性がある．

カナキヌマブは，IL-1α に反応しない IL-1β に対するヒト IgG 抗体である．4～8 週おきに皮下投与を行い，臨床的寛解と血清学的寛解を評価し，維持量や維持の投与間隔を調整して使用することが推奨されている．図 1 に示した自験例でもカナキヌマブの投与により，図 2 のように劇的に炎症

表 3. CAPS の診断基準

必須基準：エピソード中の炎症マーカーの上昇（CRP/SAA）

6 つのマイナー基準のうち少なくとも 2 つ：
・蕁麻疹様皮疹
・エピソードが寒冷負荷やストレスによって引き起こされる
・感音性難聴
・関節炎および/または関節痛および/または筋肉痛
・慢性無菌性髄膜炎
・典型的な骨病変

感度 81％，特異度 94％

パラメータの検査値が改善を示した．

抗 IL-1 療法の導入前は，CAPS の予後は重症度に強く依存していた．継続的な慢性炎症のため血清アミロイド A（AA）が上昇し，患者の 1/4 が AA アミロイドーシスを発症していた．しかし，抗 IL-1 療法の導入により CAPS の平均寿命や QOL は著しく改善している[7]．

Schnitzler 症候群

Schnitzler 症候群は，1972 年に Liniane Schnitzler によって提唱された，非常に稀な後天性の，多くの遺伝性自己炎症性疾患との類似点が多い症候群であり，発熱，蕁麻疹様皮疹，筋・骨および/または関節痛，リンパ節腫脹が主な症状である[8]．痒みのない蕁麻疹様皮疹と単クローン性 IgM，稀に IgG のモノクローナル増殖が主な病気の特徴である．患者の 15～20％がリンパ増殖性疾患を発症

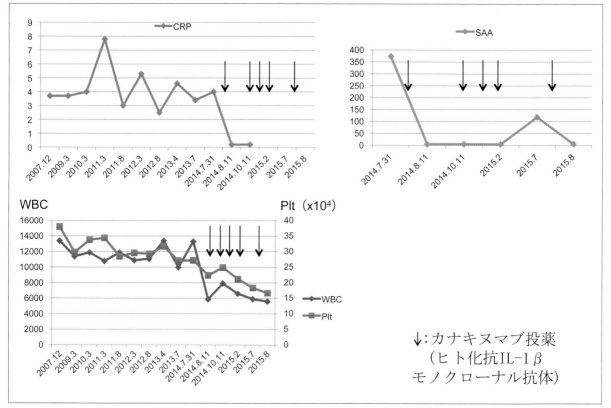

図 2. 自験例におけるカナキヌマブ導入後の CAPS における検査値変化

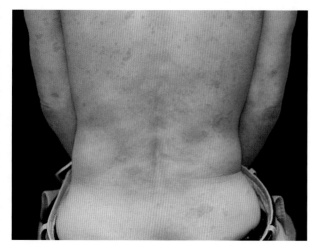

図 3. Schnitzler 症候群で現れる蕁麻疹様皮疹
（神戸市立西神戸医療センター皮膚科 鷲尾 健 先生提供）

すると報告されており[9]，治療が行われなかった場合に稀に AA アミロイドーシスを発症する．自然免疫，特に IL-1β が病因の中心であり，そのため約 80％の患者で IL-1 受容体拮抗蛋白であるアナキンラにより完全にコントロールすることができる[10]．

1．臨床症状

a）皮 疹

慢性再発性の蕁麻疹様皮疹で，皮疹は 4〜36 時間持続し，跡形もなく消失する．痒みはないが，燃えるような感覚や，ときに疼痛があることが報告されている（図 3）．皮膚病理所見は不均一な所見であるが，neutrophilic urticaria の像であり，海綿状皮膚炎，白血球破砕性血管炎の像を呈することもある（表 2）．しかし，病理所見は特異性が低いため，診断的価値は乏しい．

b）発熱・易疲労感

ほとんどすべての症例で間欠熱を認める．ときに 40℃以上の発熱を伴うが，悪寒戦慄を伴うことは稀である．皮疹と発熱が関連することは少ない．発熱に伴い易疲労感を伴うことが多い．一部の患者の発熱は NSAIDs および/またはステロイドにより軽快する．

c）筋・骨および/または関節痛

80％以上の症例で認められる．骨盤や脛骨の痛みが最も特徴的である．関節痛や，ときに完成さ

れた関節炎が発生することもある．30〜40％に骨病変を認め，osteocondensation（骨凝縮）が最も多く認められる．

d）リンパ節腫脹，臓器肥大

45％で腋窩，鼠蹊部，頸部のリンパ節腫大を認める．持続性であり2〜3cmほどに腫大することがあるが，非特異的炎症である．1/3の患者では肝脾腫が発生する．

2．病因，病態，検査所見

CAPSの最重症型であるCINCA症候群に著効する抗IL-1療法がSchnitzler症候群患者において約80％の患者で有効であることから，IL-1βがその発症に関わりが深いことと考えられている．病態としては好中球の活性化とIL-1β，IL-18，IL-6などのサイトカインの血中と皮膚での上昇が特徴的である．CAPSと臨床的および生物学的特徴が類似はしているが，Schnitzler症候群ではNLRP3遺伝子のgermlineにおける変異は検出されない．一方で体細胞モザイク変異や遺伝子多型についての報告がなされたが，最近の遺伝的調査ではインフラマソーム伝達経路の病原的変異は検出されていない[11]．

持続的な炎症性パラメーターの増加（血沈，CRP，IL-6，SAAおよびIL-18）を示す．補体値は正常もしくは上昇し，50％で二次性の貧血，2/3の患者では持続性の好中球増多症を示す．80〜90％の症例で単クローン性のガンマグロブリン血症を認め，その90％がκ鎖に関連している．単クローン性のガンマグロブリン血症としてはIgM，稀にIgGのモノクローナルな増加を伴う．

3．診 断

蕁麻疹様皮疹と単クローン性IgM血症の2つの主なクライテリアに加え，副次的なクライテリア（発熱，骨痛，リンパ節腫脹，肝脾腫，赤沈亢進，白血球増多，骨の形態学的異常）に基づき，2001年に最初にLipskerらによって診断基準が定義された[12]．その後，2012年の国際コンセンサス会議でStrasbourg criteriaが定義された[10)13)]．その要旨を表4として示す．

表 4．Schnitzler症候群の診断のための Strasbourg criteria

＜主要基準＞
慢性の蕁麻疹様紅斑
単クローン性　IgMもしくはIgG
＜副次基準＞
再発性の発熱
骨痛を伴うまたは伴わない骨形成の客観的変化
皮膚生検における好中球の多数の皮膚への浸潤
白血球増加および/または血中CRP上昇
＜確実な診断＞
2つの主要基準と
単クローン性　IgMと少なくとも2つの副次基準
単クローン性　IgGと少なくとも3つの副次基準
＜推定的診断＞
2つの主要基準と
単クローン性　IgMと少なくとも1つの副次基準
単クローン性　IgGと少なくとも2つの副次基準

4．治療，予後

治療法はまだ確立しておらず本邦で保険承認された治療法はない．歴史的にNSAIDs，グルココルチコイド，コルヒチンなどの抗炎症薬はわずかな症状の改善につながることが知られており，試みられてきたが長期の寛解維持は困難であった．また抗ヒスタミン薬は無効である．一方で，IL-1シグナル伝達経路を阻害する治療法であるアナキンラなどの有効性が確認され，疾患の進行の抑制と炎症パラメーターの有意な減少が確認されている．IL-1シグナル伝達経路の阻害に反応しない患者で，IL-6の阻害薬であるトシリズマブが適応となる可能性が報告されている[14)]．

文 献

1）Bölükbasi B, Krause K：Cutaneous manifestations of systemic autoinflammatory disorders. *Clin Dermatol*, 33(5)：520-526, 2015.

2）Cuisset L, Jeru I, Dumont B, et al：Mutations in the autoinflammatory cryopyrin-associated periodic syndrome gene：Epidemiological studyand lessons from 8 years of genetic analysis in France. *Ann Rheum Dis*, 70：495-499, 2011.

3）Davis MDP, van der Hilst JCH：Mimickers of Urticaria：Urticarial Vasculitis and Autoinflammatory Diseases. *J Allergy Clin Immunol Pract*, 6：1162-1170, 2018.

4）Hoffman HM, Mueller JL, Broide DH, et al：

Mutation of a new gene encoding a putative pyrin-like protein causes familial cold autoinflammatory syndrome and Muckle-Wells syndrome. *Nat Genet*, **29** : 301-305, 2001.

5) Feldmann J, Prieur AM, Quartier P, et al : Chronic infantile neurological cutaneous and articular syndrome is caused by mutations in CIAS1, a gene highly expressed in polymorphonuclear cells and chondrocytes. *Am J Hum Genet*, **71** : 198-203, 2002.

6) Kuemmerle-Deschner JB, Ozen S, Tyrrell PN, et al : Diagnostic criteria for cryopyrin-associated periodic syndrome(CAPS). *Ann Rheum Dis*, **76** : 942-947, 2017.

7) Kone-Paut I, Piram M : Targeting interleukin-1beta in CAPS(cryopyrin-associated periodic) syndromes : what did we learn? *Autoimmun Rev*, **12** : 77-80, 2012.

8) Schnitzler L : Lesions urticariennes chroniques permanentes(erytheme petaloide?). Case cliniques n. 46B. *J Dermatol d' Angers*, **4**：28(Abstr. 46), 1972.

9) Lipsker D : The Schnitzler syndrome. *Orphanet J Rare Dis*, **5** : 38, doi.org/10.1186/1750-1172-5-38, 2010.

10) Gellrich FF, Günther C : Schnitzler syndrome. *Hautarzt*, doi : 10.1007/s00105-019-4434-4. 2019 (Epub ahead of print).

11) Rowczenio DM, Pathak S, Arostegui JI, et al : Molecular genetic investigation, clinical features, and response to treatment in 21 patients with Schnitzler syndrome. *Blood*, **131** : 974-981, 2018.

12) Lipsker D, Veran Y, Grunenberger F, et al : The Schnitzler syndrome. Four new cases and review of the literature. *Medicine*(Baltimore), **80** : 37-44, 2001.

13) Simon A, Asli B, Braun-Falco M, et al : Schnitzler's syndrome : diagnosis, treatment, and follow-up. *Allergy*, **68** : 562-568, https://doi.org/10.1111/all.12129, 2013.

14) Krause K, Feist E, Fiene M, et al : Complete remission in 3 of 3 anti-IL-6-treated patients with Schnitzler syndrome. *J Allergy Clin Immunol*, **129** : 848-850, 2012.

MB Derma, 293：15-20, 2020.

◆特集／まるわかり！自己炎症性疾患

PAPA，PASH/自己炎症性好中球性皮膚症

葉山惟大*

Key words：自己炎症症候群(autoinflammatory syndrome)，壊疽性膿皮症(pyoderma gangrenosum)，化膿性汗腺炎(hidradenitis suppurativa)，好中球(neutrophil)，IL-1β

Abstract 自然免疫の過剰な活性化により惹起される疾患として自己炎症症候群が注目されている．そのなかでも無菌性の好中球優位な皮膚炎症を主とする一連の疾患群がある．これらはいわば自己炎症性好中球性皮膚症であり，壊疽性膿皮症や化膿性汗腺炎，重度の痤瘡など著明な皮膚の炎症だけでなく，無菌性の関節炎も伴う．伴う症状の頭文字をとって PAPA 症候群や PASH 症候群として称される．また，化膿性汗腺炎も近年，同様のスペクトラムを持つ疾患として考えられており，特に重症な家族性化膿性汗腺炎の病態生理の解明が進んでいる．

はじめに

近年，自然免疫の過剰な活性化により惹起される疾患として自己炎症症候群が注目されている[1]．希少な疾患が多いが，皮膚症状を伴うことが多く，我々皮膚科医が目にする可能性は低くない．これらの疾患の多くは遺伝子変異により，自然免疫の中心的な役割を担うインフラマソームや，インフラマソームを制御するタンパク質の異常がみられる．自己炎症性疾患は，① 一見したところ誘因のない炎症が存在する，② 高力価の自己抗体や自己反応性 T 細胞が存在しない，③ 自然免疫の先天異常の存在，という定義からなる[2]．自己炎症性疾患のなかでも炎症性サイトカインである IL-1 ファミリーの過剰産生，無菌性の好中球優位な皮膚炎症を病態生理とする一群の疾患がある．PAPA 症候群や PASH 症候群が含まれ，壊疽性膿皮症や化膿性汗腺炎，重度の痤瘡など著明な皮膚の炎症を伴う[3]．また，化膿性汗腺炎も病態生理が研究されるにつれて自然免疫の過剰な活性

* Koremasa HAYAMA，〒173-8610 東京都板橋区大谷口上町 30-1 日本大学医学部皮膚科学系皮膚科学分野，助教

化が原因の 1 つであることがわかってきた[4]．特に家族性化膿性汗腺炎はγセクレターゼ遺伝子の変異が病態の中心であり，自己炎症症候群に近い病態生理を呈す．本稿ではこれら好中球を中心とした，皮膚の炎症を病態生理とした自己炎症症候群，いわば自己炎症性好中球性皮膚症について家族性化膿性汗腺炎も交えて解説する．

PAPA 症候群

化膿性無菌性関節炎・壊疽性膿皮症・アクネ症候群(pyogenic arthritis with pyodermagangrenosum and ance(PAPA)syndrome)は，1997年に Lindor らによって報告された自己炎症性症候群である[5]．若年で発症し，進行性のびらん性関節炎および，難治性の皮膚症状(壊疽性膿皮症様病変，囊腫性痤瘡)を伴う．世界で数十例が報告されており，本邦でも数例が報告されている[6]．

原因は 15 番染色体に存在する *PSTPIP1*(proline-serine-threonine phosphatase interacting protein 1(CD2-binding protein 1；CD2BP1))の機能獲得型変異であり，2002 年に報告された[7]．*PSTPIP1*(*CD2BP1*)の機能獲得型変異により常染色体優性遺伝形式にて発症する．その詳しいメ

カニズムは明らかになっていない点も多いが，以下のように考えられている．

PSTPIP1 は，自然免疫応答による炎症の中心となるインフラマソームの形成に関与するタンパク質をエンコードする．PSTPIP1 の変異はほとんどが coild-coil ドメインに集中しており，この変異があると PSTPIP1 のチロシンリン酸化が亢進する．それにより，インフラマソームを制御する蛋白であるピリンの抗炎症作用が減弱する．その結果，異常なインフラマソームの活性化が惹起され，IL-1 シグナル伝達を増加させ，炎症反応が亢進する[8]．

PAPA 症候群の変異として A230T や E250Q が知られていたが，E250K 変異や E257K 変異も発見された[3)6]．E250K 変異は PAPA 症候群のなかでも重症となり，通常の症状のほかに反復感染，関節炎，貧血がみられる[9]．検査所見では高亜鉛血症（hyperzincemia），高カルプロテクチン血症（hypercalprotectinemia）がみられるのが特徴である．この特徴から Hz/Hc 症候群と名づけられている．Hz/Hc 症候群で上昇するカルプロテクチンは，主に好中球より分泌されるカルシウム結合タンパクで，好中球の細胞質に高濃度に存在する．細胞ストレスや細胞障害によって放出され，TLR4 の活性化や Mac-1 の活性化を通じた好中球の接着，遊走を惹起する[10]．E250K 変異と E257K 変異にて高カルプロテクチン血症が起こる機序は不明である．

PAPA 症候群の症状は反復性関節炎，壊疽性膿皮症，痤瘡からなるが，同時にこれらの症状を呈することはない[6]．関節炎は多くの場合幼少期より発症し再発性である．しかし，思春期に近づくころより皮膚症状が主体となり，関節症状は軽快する．この関節炎は好中球の浸潤を伴うが，無菌性である．10 歳くらいから（特に思春期以降には）嚢腫性痤瘡を繰り返すようになる．その他，注射部位の膿瘍形成や過敏性腸症候群，アフタ性口内炎が認められることもある．他の自己炎症症候群のような周期性発熱を伴うことは稀である．

本邦では指定難病 269 として難病に指定されている．診断はフローチャート（図1）に従って行う．幼少期から発症する反復性の関節炎，壊疽性膿皮症，嚢腫性痤瘡がみられる場合に本症を疑う．常染色体優性遺伝を疑う家族歴も診断に有用である．検査所見は特徴的なものはなく，血清 CRP 高値や IL-1β の軽度上昇が参考項目として記載されている．

治療は副腎皮質ステロイドが使用されることが多かったが，近年生物学的製剤も使用されるようになっている[6]．抗 IL-1 製剤（アナキンラ，カナキヌマブ）や抗 TNF 製剤（アダリムマブ，インフリキシマブ）の有効性が報告されているが[3]，いずれの薬剤も本邦での保険適用はない．

家族性化膿性汗腺炎

化膿性汗腺炎は腋窩や臀部に発生する炎症性疾患であり，思春期以降に発症する．再発性であり，重症化すると患者の生活の質を著しく障害する[11]．実際の病態生理は毛包を中心とした炎症反応であるが，本邦では感染症と誤解されていることが多い．腋窩と鼠径，肛門性器部，臀部などアポクリン汗腺が多い部位が好発部位であり，有痛性結節，膿瘍を繰り返し，やがて瘻孔や瘢痕に至る．汗腺炎と称されるが，本症の炎症の主体は毛包であり，汗腺に炎症が及んだとしても二次性の変化に過ぎない．欧米では女性に多い疾患であるが，本邦では男性に多く，比較的重症な患者が多いことが報告されている[12]．

近年，化膿性汗腺炎は自然免疫の活性化を中心とした毛包の炎症性疾患であることがわかってきた[13]．毛包漏斗部の角質増殖と毛包上皮の増殖による毛包閉塞は，化膿性汗腺炎の初期変化である．毛包閉塞と毛包上皮の増殖の結果，嚢腫を形成する．その後，毛包は破裂して著明な局所免疫反応を誘導し，痛みを伴う炎症と膿瘍を形成するに至る．著明な炎症が惹起され，好中球やリンパ球，マクロファージ，樹状細胞などの炎症細胞が集積する．炎症がひどくなると最終的に類洞や瘢

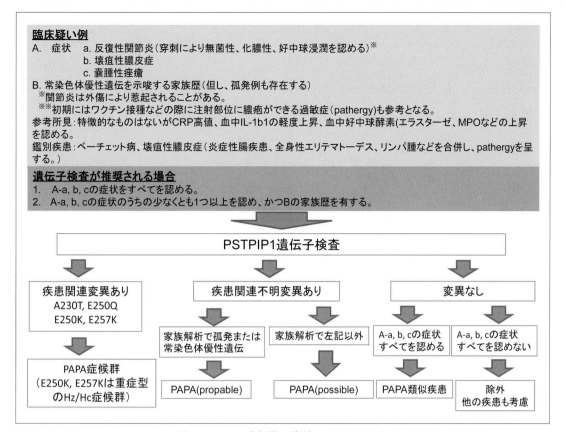

図 1. PAPA 症候群の診断フローチャート
(http://aid.kazusa.or.jp/2013/disease/papa_flow より引用改変)

痕を形成する．この炎症は Notch シグナルの異常が一因として考えられている[13]．Notch シグナルの異常で毛包上皮細胞の分化異常をきたし，CK7（ハードケラチン）などのサイトケラチンが作られず外的刺激などで容易に破綻するようになる．また，Notch 依存性の炎症ブレーキ役である MAPK phosphatase-1（MKP-1）の発現が抑制されるため，単球やマクロファージの活性化が増強される（図 2）．近年，Notch 受容体の切断に関与する細胞膜内酵素である γ-secretase の遺伝子変異が本症の原因の 1 つとして報告されている[14]．γ-secretase の変異は家族性化膿性汗腺炎で多く報告されており，本邦でも報告がある[15]．海外の報告では患者の 30〜40％に家族歴があり，5％に γ-secretase の変異があると推測されている[11]．しかし，γ-secretase の異常がない家族性化膿性汗腺炎の患者もおり，この遺伝子の異常だけでは病態生理を完全には説明できない．

治療は通常の化膿性汗腺炎に準じて行う．基本

的には患部の外科的切除を最初に検討する[16]．切除にて改善しない，または手術ができない場合はクリンダマイシン外用 12 週間，またはテトラサイクリン系抗生剤内服を 4 か月行う．これらの治療で効果が得られない場合はリファンピシン＋クリンダマイシン内服が推奨されているが，本邦では適応外である．内服にて効果が得られず生活の質を著しく障害する場合は，TNF 阻害薬であるアダリムマブの投与を検討する．抗 IL-17 製剤の有効性も報告されており[17]，本邦でも治験が進んでいる．

PASH 症候群

PASH（pyoderma gangrenosum, acne, and suppurative hidradenitis）症候群は壊疽性膿皮症，痤瘡，化膿性汗腺炎の 3 主徴からなる症候群であり，2012 年に報告された[18]．原因遺伝子が判明している例は少ないが，*PSTPIP1* 遺伝子の異常も見つかっている．また *PSTPIP1* 遺伝子のプロモーター領域に CCTG リピートが見つかっている[18]．

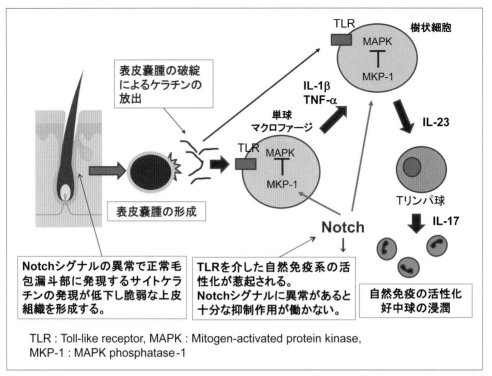

図 2. 化膿性汗腺炎の病態生理（文献 13 より引用改変）

CCTG リピートがあると *PSTPIP1* の機能が抑制され，PAPA 症候群と同じような機序でインフラマソームが活性化し，炎症が亢進する．他にも γ セクレターゼの構成蛋白の 1 つである nicastrin をコードする *NCSTN* 遺伝子の変異も見つかっている[19]．また，ほかの自己免疫性疾患に関与する遺伝子（*NOD2，MEFV，NLRP3，TNFRSF1A*）の変異も報告されており，本疾患には多因子の関与が考えられている[20]．

PASH 症候群患者の症状は，思春期から始まる痛みを伴う重症痤瘡と化膿性汗腺炎の症状からなる．その後，成人期になると壊疽性膿皮症の症状が始まる．PASH 症候群も他の自己炎症症候群のような周期性発熱は稀である．

前述のように確定された原因遺伝子がないので，臨床症状で診断を行う．化膿性汗腺炎はそれほど稀な疾患ではないが，痤瘡，壊疽性膿皮症を伴うことは稀であり，これらを合併するときは本疾患を疑う．血液検査所見は PAPA 症候群と類似しており，血清 CRP 高値や IL-1β の軽度上昇があるのみで特徴的なものはない[3]．

治療は PAPA 症候群と同様に抗 TNF 製剤や抗 IL-1 製剤が使用されているが[3]，本邦ではいずれも保険適用はない．

その他の類縁疾患

上記のほかにも PAPA 症候群に類似した疾患が報告されている．

PAPASH（pyogenic arthritis, pyoderma gangrenosum, acne, and suppurative hidradenitis）症候群は PAPA 症候群の 3 主徴に加えて化膿性汗腺炎が合併する疾患として報告された[21]．化膿性関節炎が強直性脊椎炎の場合は PASS（pyoderma gangrenosum, acne conglobata, suppurative hidradenitis, and axial spondyloarthraitis）症候群と，別の名称も提唱されている[22]．また尋常性乾癬が合併し，関節炎が乾癬性関節炎であるものが PsAPASH（psoriatic arthritis, pyoderma gangrenosum, acne, and suppurative hidradenitis）症候群として報告されている[23]．いずれの疾患も数例しか報告されておらず原因遺伝子は不明なものが多いが，PAPA 症候群と同じスペクトラムの疾患としてとらえられており，抗 TNF 製剤や抗 IL-1 製剤による加療が試みられている．

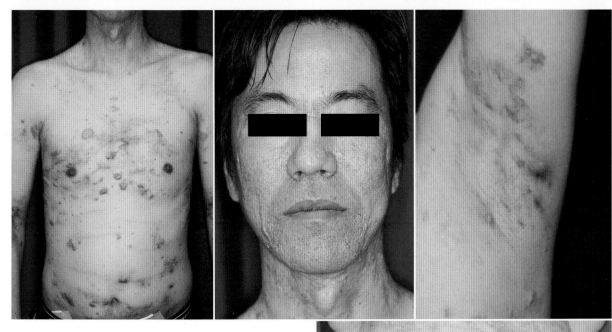

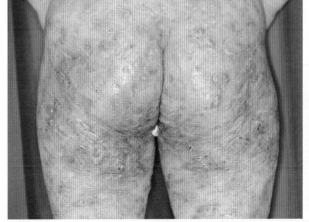

図 3.
家族性化膿性汗腺炎の自験例
思春期より全身に嚢腫，炎症性粉瘤，膿瘍の形成を
繰り返す．兄が同様の症状．γセクレターゼの変異
あり．

表 1. 自己炎症性好中球性皮膚症の鑑別（文献 3 より引用改変）

	壊疽性膿皮症	痤 瘡	化膿性汗腺炎	化膿性関節炎	脊椎関節炎	乾癬性関節炎	報告されている遺伝子変異
PAPA	+	+	−	+	−	−	*PSTPIP1*
PASH	+	+	+	−	−	−	*PSTPIP1* のプロモーター領域の CCTG 変異など
PAPASH	+	+	+	+	−	−	*PSTPIP1*
PASS	+	+	+	−	+	−	不明
PsAPASH	+	+	+	−	−	+	不明

まとめ

PAPA 症候群など好中球の皮膚への浸潤を中心とした一連の自己炎症症候群の病態生理が少しずつ解明されている．しかし，*PSTPIP1* の変異でも異なる病態が出現するなど不明な点も多い．

おそらく複数の因子が関与していると考えられるが，これらの自己炎症性疾患は非常に稀であり，病態生理の解析は道半ばである．しかしながら生物学的製剤の開発により患者の症状を和らげるようにもなっている．今後の研究，症例の蓄積，新規薬剤の開発に期待したい．

文　献

1) 井田弘明：自己炎症性疾患研究の歴史，展望（定義と分類を含めて）．日本臨牀，**76**：1702-1705，2018.

2) Kastner DL, Aksentijevich I, Goldbach-Mansky R：Autoinflammatory disease reloaded：a clinical perspective. *Cell*, **140**：784-790, 2010.

3) Vinkel C, Thomsen SF：Autoinflammatory syndromes associated with hidradenitis suppurativa and/or acne. *Int J Dermatol*, **56**：811-818, 2017.

4) Melnik BC, Plewig G：Impaired Notch-MKP-1 signalling in hidradenitis suppurativa：an approach to pathogenesis by evidence from translational biology. *Exp Dermatol*, **22**：172-177, 2013.

5) Lindor NM, et al：A new autosomal dominant disorder of pyogenic sterile arthritis, pyoderma gangrenosum, and acne：PAPA syndrome. *Mayo Clin Proc*, **72**：611-615, 1997.

6) 熊木恵理，森尾友宏：PAPA（化膿性関節炎・壊疽性膿皮症・アクネ）症候群とその類縁疾患．日本臨牀，**76**：1770-1776，2018.

7) Wise CA, et al：Mutations in CD2BP1 disrupt binding to PTP PEST and are responsible for PAPA syndrome, an autoinflammatory disorder. *Hum Mol Genet*, **11**：961-969, 2002.

8) Yu JW, et al：Pyrin activates the ASC pyroptosome in response to engagement by autoinflammatory PSTPIP1 mutants. *Mol Cell*, **28**：214-227, 2007.

9) Holzinger D, et al：Single amino acid charge switch defines clinically distinct proline-serine-threonine phosphatase-interacting protein 1 (PSTPIP1)-associated inflammatory diseases. *J Allergy Clin Immunol*, **136**：1337-1345, 2015.

10) Newton RA, Hogg N：The human S100 protein MRP-14 is a novel activator of the beta 2 integrin Mac-1 on neutrophils. *J Immunol*, **160**：1427-1435, 1998.

11) Zouboulis CC, et al：European S1 guideline for the treatment of hidradenitis suppurativa/acne inversa. *J Eur Acad Dermatol Venereol*, **29**：619-644, 2015.

12) Kurokawa I, et al：Questionnaire surveillance of hidradenitis suppurativa in Japan. *J Dermatol*, **42**：747, 2015.

13) Melnik BC, Plewig G：Impaired Notch-MKP-1 signalling in hidradenitis suppurativa：an approach to pathogenesis by evidence from translational biology. *Exp Dermatol*, **22**：172-177, 2013.

14) Pink AE, et al：γ-secretase mutations in hidradenitis suppurativa：new insights into disease pathogenesis. *J Invest Dermatol*, **133**：601-607, 2013.

15) Nomura Y, et al：A novel splice site mutation in NCSTN underlies a Japanese family with hidradenitis suppurativa. *Br J Dermatol*, **168**：206-209, 2013.

16) Gulliver W, et al：Evidence-based approach to the treatment of hidradenitis suppurativa/acne inversa, based on the European guidelines for hidradenitis suppurativa. *Rev Endocr Metab Disord*, **17**：343-351, 2016.

17) Thorlacius L, et al：Severe hidradenitis suppurativa responding to treatment with secukinumab：a case report. *Br J Dermatol*, **179**：182-185, 2018.

18) Braun-Falco M, et al：Pyoderma gangrenosum, acne, and suppurative hidradenitis（PASH）—a new autoinflammatory syndrome distinct from PAPA syndrome. *J Am Acad Dermatol*, **66**：409-415, 2012.

19) Duchatelet S, et al：First nicastrin mutation in PASH（pyoderma gangrenosum, acne and suppurative hidradenitis）syndrome. *Br J Dermatol*, **173**：610-612, 2015.

20) Marzano AV, et al：Autoinflammation in pyoderma gangrenosum and its syndromic form（pyoderma gangrenosum, acne and suppurative hidradenitis）. *Br J Dermatol*, **176**：1588-1598, 2017.

21) Marzano AV, et al：Pyogenic arthritis, pyoderma gangrenosum, acne, and hidradenitis suppurativa（PAPASH）：a new autoinflammatory syndrome associated with a novel mutation of the PSTPIP1 gene. *JAMA Dermatol*, **149**：762-764, 2013.

22) Leuenberger M, et al：PASS Syndrome：An IL-1-Driven Autoinflammatory Disease. *Dermatology*, **232**：254-258, 2016.

23) Saraceno R, et al：PsAPASH：a new syndrome associated with hidradenitis suppurativa with response to tumor necrosis factor inhibition. *J Am Acad Dermatol*, **72**：e42-44, 2015.

MB Derma, **293**：21-25, 2020.

◆特集／まるわかり！自己炎症性疾患

Blau，EOS/自己炎症性肉芽腫症

松田智子[*1]　神戸直智[*2]　岡本祐之[*3]

Key words：ブラウ症候群(Blau syndrome)，NOD2(nucleotide binding oligomerization domain 2)，肉芽腫(granuloma)，皮疹(skin lesion)，関節症状(joint symptom)，眼症状(ocular symptom)

Abstract　ブラウ症候群(Blau syndrome)は，*NOD2* 遺伝子の変異により，皮膚，関節，眼に肉芽腫をきたす疾患である．優性遺伝により家族性に発症する症例はブラウ症候群，孤発例は若年発症サルコイドーシス(early-onset sarcoidosis)と呼ばれてきたが，本質的には同一疾患である．自然免疫に関与する分子の異常により発症する狭義の自己炎症性疾患に分類される．初発症状である皮疹は自覚症状を伴わず見逃されてしまうことが多いが，他臓器病変に比べて生検がしやすく，肉芽腫の確認により診断の契機になる．治療介入が遅れると関節拘縮や失明をきたすため，患者の QOL を著しく損なう．現時点では，病因に基づいた特異的な治療法は確立しておらず対症療法に留まるが，早期の治療介入ができれば，患者の予後の改善が可能になる．そのため，さらなる疾患の啓発，および，現時点での患者情報の詳細な把握が望まれる．

ブラウ症候群

ブラウ症候群(Blau syndrome)は，*NOD2* 遺伝子の変異により，常染色体優性遺伝形式で発症する稀な全身性肉芽腫性疾患であり，近年その疾患概念が確立しつつある自己炎症症候群に分類される．

1985 年に米国の小児リウマチを専門とする Blau が，4 世代にわたって皮膚や眼，関節に肉芽腫をきたす家族性肉芽腫性疾患を，サルコイドーシスとは異なる疾患として報告した[1]．1990 年に Pastores らが同様の症状を呈する母娘を報告する際に，Blau の報告例と同一疾患であると考え，ブラウ症候群と命名されている[2]．

家系解析により，16 番染色体短腕(16p21-q21)に存在する責任遺伝子のヘテロ接合異常により生

じることが明らかにされ，消化管における類上皮細胞肉芽腫を特徴とするクローン病の原因遺伝子(*IBD1*)が同じ領域に存在することから，両疾患の関連が疑われていた．2001 年にクローン病において *NOD2*(*CARD15*)遺伝子の変異が確認されると[3)4)]，Miceli-Richard らによりブラウ症候群 4 家系の検討が行われ，本症においても *NOD2* に 3 つの遺伝子変異が確認された[5]．

これとは別に以前から，特発性のサルコイドーシスにおいて，4 歳以前に小さな発症のピークがあり(サルコイドーシス全体の 0.5% 以下)，これら症例では両側肺門部リンパ節腫脹がみられず関節症状を認めるという臨床的特徴があり，若年発症サルコイドーシス(early-onset sarcoidosis；EOS)と呼ばれていた．我が国での検討[6]から，孤発例の EOS においても *NOD2* 遺伝子の変異がみられることが明らかにされ，今日では，ブラウ症候群と EOS は同一疾患であると考えられている．

NOD2 は，単球やマクロファージの細胞内に発現し，細菌の細胞壁構成成分である muramyl

*1 Tomoko MATSUDA，〒573-1010 枚方市新町 2-5-1　関西医科大学皮膚科学講座
*2 Naotomo KAMBE，同，准教授
*3 Hiroyuki OKAMOTO，同，教授

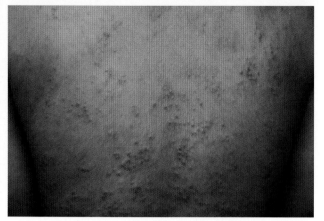

図 1. ブラウ症候群で認められる皮疹
背部に瘙痒を伴わない苔癬状の紅色丘疹が集簇している.
その臨床像は結核疹である腺病性苔癬に酷似する.

dipeptide(MDP)を認識するパターン認識受容体として自然免疫に関わる. ブラウ症候群では, 患者の多くは exon 3(NOD 領域)に変異を認め, ほとんどが 1 アミノ酸置換をきたすミスセンス変異であり, 特にホットスポットである 334 番目のアルギニン(R)がグルタミン(Q)あるいはトリプトファン(W)へと変異する R334Q と R334W が大半を占める. *NOD2* 遺伝子には, アミノ酸異常を伴う 1 塩基多型(SNP)が多数存在するため, その解釈には注意を要するが, ブラウ症候群の原因となっている病的意義のある *NOD2* 遺伝子の変異では, NF-κB の活性亢進を *in vitro* の実験で確認することができる[6)7)]. 実際には HEK293 細胞に変異 NOD2 を遺伝子導入し, ルシフェラーゼ活性を指標とした NF-κB のレポーターアッセイにより評価できる. この方法を用いて, 現在本邦で *NOD2* 遺伝子変異が同定された患者 44 例中, R334W の変異が 14 例と最多で, R587C が 8 例, 次いで R334Q が 4 例みられた. この変異により, NOD2 分子の重合化が MDP による刺激がなくとも起こり, NF-κB の自発的な転写亢進が導かれる機能獲得型の変異である[8)]. この結果, 受容体を活性化する微生物が存在しないにもかかわらず, 微生物侵入時と同様の免疫反応が動いて, 特徴的な臨床症状が出現すると予想される.

これに対し, クローン病に認められる *NOD2* の変異は L1007fsinsC, G908R, R702W と LRR 領域

あるいはその近傍に位置し, NF-κB の活性を減少させる機能消失性変異である. しかしながら, なぜ NOD2 という一分子が機能を獲得しても(ブラウ症候群), 機能を喪失しても(クローン病), 病変がみられる部位が前者では皮膚と関節と眼, 後者では消化管という差異がみられるものの, いずれも肉芽腫を誘発するのか, その理由は明らかにされていない.

臨床症状

1. 皮膚症状

ブラウ症候群は皮膚症状, 関節症状, 眼症状を 3 主徴とする疾患である. 初発症状となることが多いのは皮膚症状で, 4 歳以前に, 瘙痒などの自覚症状を欠く紅潮を伴う充実性丘疹から始まることが多い. 時には BCG 接種が皮疹誘発の契機となる. その性状は結核疹である腺病性苔癬に酷似する(図 1, 2). その組織像は, 真皮に巨細胞を混じた類上皮細胞性肉芽腫を認めることが特徴である(図 3). 皮疹は紅潮して乾燥するが, ステロイド外用に対する反応性は乏しい. 皮膚症状は自然消退することもあり, また自覚症状を伴わないために, 適切な診断を受けずに見逃されていることも多い. 本症の認知度の低さから, 従来はアトピー性皮膚炎や他の皮膚肉芽腫性疾患などとして経過観察されている例もある. アトピー性皮膚炎としては充実性丘疹が主体で痒みが少なく, ステロイド外用治療の効果がみられない場合は, 生検によって組織像を確認するべきかもしれない. また, 結節性紅斑が生じた症例も報告されている[7)].

2. 関節症状

皮疹に引き続き, 関節症状, 眼症状の順に進行する. 対称性の多関節炎が, 手指や足趾などの小関節や, 手・肘・膝・足などの大関節に生じ, 稀に肩にもみられる. 手関節・足関節背面の無痛性・嚢腫状の腫脹(図 2), 手指足趾の特に基部に向かってのソーセージ様腫脹は, 特徴的所見である. 関節腫脹があっても関節痛が目立たず, 変形を伴っていても当初は他動が妨げられない点, 手

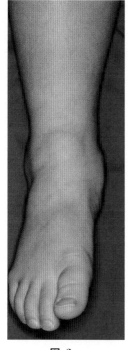

図 2.
足関節伸側に, 疼痛や圧痛の
自覚症状を伴わない囊腫状の
腫脹を認める.

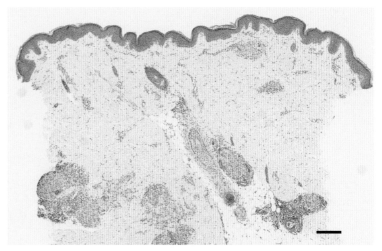

図 3. ブラウ症候群における病理組織, 弱拡大像
(HE 染色, Bar:300 μm)
真皮の浅層および真皮下層〜皮下組織にかけて肉芽腫を多数認める.
(近畿大学奈良病院皮膚科 山田秀和先生より提供)

背や足背に疼痛や熱感を伴わない囊腫状の腫脹が
みられる点は診断的価値が高く, 若年性特発性関
節炎(juvenile idiopathic arthritis;JIA)との鑑別
で重要である. 囊腫状腫脹は, 手足の関節腫脹と
同時にみられるが, 関節腫脹が消失した後も持続
して観察される.

ブラウ症候群では, 関節滑膜の炎症は稀で, 病
初期においては腱鞘滑膜が主に侵され, その周囲
に浮腫をきたし運動制限に至るとされる. 炎症の
主座を特定するには, 関節エコー[9)10)](論文の
online サイトで動画閲覧可能)や MRI 検査が有用
であるが, 小児の関節エコーでは, 骨表面の軟骨
の骨化が乏しく, 低輝度エコーを認める範囲が多
くなるため滑膜肥厚との区別が困難である. ま
た, 骨端線の血流が豊富であり, 血流シグナルの
評価は過大評価となりやすい点から, 手技に熟練
が必要とされる. 発症早期には他動による関節可
動域は制限されないが, 進行に伴い腱鞘滑膜の断
裂により腱鞘が脱臼し, 指趾の PIP 関節の屈曲拘
縮を特徴とする関節変形に至ることが多い.

3. 眼症状

眼症状は, 皮膚症状や関節症状よりも遅れて出
現する. 最も頻度が高いのは両側性のブドウ膜炎
で, その他, 虹彩後癒着, 結膜炎, 網膜炎, 視神
経萎縮など, 全眼球性に病変が及ぶことが特徴で
ある. 病変が長期にわたると, 二次性白内障や緑
内障をきたし失明に至るため, 予後を非常に大き
く左右する. 病勢が急激に進行した際にはステロ
イドの局注が有効である.

診 断

本症の診断基準を表 1 として掲載する.

本症において遺伝子診断が可能となったのは
2001 年からである[5)]. 現在保険収載されている自
己炎症性疾患は, 高 IgD 症候群(*MVK* 遺伝子),
化膿性関節炎・壊疽性膿皮症・痤瘡症候群
(PAPA, *PSTPIP1* 遺伝子), クリオピリン関連
周期熱症候群(CAPS, *NLRP3* 遺伝子), および新
たに指定難病として認定された *NLRC4* 遺伝子,
ADA2 遺伝子, *A20* 遺伝子のみであり, *NOD2* 遺

表 1. ブラウ症候群の診断基準(厚生労働省難治性疾患等克服研究事業「自己炎症性疾患とその類縁疾患の診断基準, 重症度分類, 診療ガイドライン確立に関する研究班(平家班)」による)

下記の 3 主徴の 1 つ以上を認める症例に対し, 参考項目を踏まえて診断を行う.

【3 主徴】

1) 皮膚症状

2) 関節症状

3) 眼症状

【参考項目】

・成人のサルコイドーシスに特徴的な両側肺門部リンパ節腫脹は原則として認めない. ただし, 肺病変の存在を否定するものではない.

・多くの症例では, 4 歳以前に何らかの臨床症状が認められる. BCG 接種が臨床症状出現の契機となることがある.

・高熱や弛張熱を認めることがある.

・眼症状の出現までには時間がかかることから, 3 主徴が揃うまで漫然と経過をみるべきではない. 視力予後の改善のためには, 皮膚症状(家族歴を認める場合)・関節症状(家族歴を認めない場合)が出現した段階で, 組織診断(組織学的診断例)あるいは遺伝子診断(確定例)を考慮することが望ましい.

伝子の解析は上記の自己炎症性疾患の鑑別として, 研究同意を得て施行せざるを得ないのが現状である. 今後は難病プラットホームの立ち上げにより, その管理下でよりスムーズに検査を実施できるようになることが期待される. 現状では, 検査の実際に関しては, 日本免疫不全・自己炎症学会のホームページの「症例相談」(http://www.jsiad.org)に, 該当する症例がおられる場合には一報をお願いしたい.

本症において遺伝子診断が可能になる以前に本症が充分に認知されていなかった頃には, 単に小児期発症のサルコイドーシスあるいは多関節型 JIA と診断されていた例もあった[7]. そのような症例のなかには, 全身の炎症所見が JIA としては軽度であったために積極的な加療がなされず, 結果的に症状が進行し失明に至っている例もみられる.

治 療

治療は, 現時点では病因に基づいた特異的な治療法は確立しておらず, 対症療法に留まる. ステロイド内服投与やメトトレキサート, 抗 TNF-α 抗体療法(いずれも保険適用外)が有用な場合もある. ステロイドは, 関節症状や眼症状の急激な悪化時には高用量で病勢が抑制されるが, 副作用の観点から特に小児では継続は難しい. インフリキシマブは関節症状に対して効果を発揮し, 同時に眼症状の発症を抑制する効果も期待できる. アダリムマブは非感染性ブドウ膜炎に適応をもち, 本

症にも使用が可能である.

指定難病としてのブラウ症候群

2011 年から厚生労働省の難治性疾患克服事業によって, ブラウ症候群罹患患者数の詳細な把握のために, 全国の主な病院を対象とした調査が行われた. 全国の 500 床以上の病院(内科, 小児科, 整形外科, 皮膚科)に 3,173 通のアンケートを送付し, 該当科なしと返信された 70 通を除いて 1,268 通の返答が回収され(回収率:40.9%), 診断確定例 28 例, 疑い症例 12 例という結果が得られた. この結果をもとに, 難病情報センター(www.nanbyou.or.jp/entry/3826)に掲げた情報では, 50 人程度の患者がいるのではと推定した.

この流れを受けて 2015 年 1 月から, 難病制度の改定により, 指定難病(110)として医療補助の対象とされている. また, 小児慢性特定疾病では, 「6. 膠原病」のなかの「5. 自己炎症性疾患」のなかに, 「18. ブラウ症候群/若年発症サルコイドーシス」として医療費助成の対象疾患として認定されている.

現在, さらに詳細な患者数の把握が進んでいる. これまで, 本症の遺伝子検査が, 原発性免疫不全症に対する国内データベースである Primary Immunodeficiency Database in Japan(PIDJ)事業の一環として提供されていたことから, これを通して遺伝子検査が行われ, *NOD2* 遺伝子変異が同定された患者を調査したところ, 本邦における患者は 44 例であった.

今後の展望

　ブラウ症候群は，現時点では病因に基づいた特異的な治療法は確立しておらず，対症療法に留まる．しかし，早期診断により今後出現するであろう症状が予測でき，速やかに対処することで，患者の QOL を著しく障害する関節拘縮や失明といった症状の発症を予防，あるいは進行を遅らせることができると期待される．病態の解析とそれに基づいた特異的な治療法が確立されるためには，個々の罹患者の詳細な情報把握と予後の追跡による症例の蓄積が望まれる．

文　献

1）Blau EB：Familial granulomatous arthritis, iritis, and rash. *J Pediatr*, **107**(5)：689-693, 1985.
2）Pastores GM, et al：Autosomal dominant granulomatous arthritis, uveitis, skin rash, and synovial cysts. *J Pediatr*, **117**(3)：403-408, 1990.
3）Hugot JP, et al：Association of NOD2 leucine-rich repeat variants with susceptibility to Crohn's disease. *Nature*, **411**(6837)：599-703, 2001.
4）Ogura Y, et al：A frameshift mutation in NOD2 associated with susceptibility to Crohn's disease. *Nature*, **411**(6837)：603-606, 2001.
5）Miceli-Richard C, et al：CARD15 mutations in Blau syndrome. *Nat Genet*, **29**(1)：19-20, 2001.
6）Kanazawa N, et al：Early-onset sarcoidosis and CARD15 mutations with constitutive nuclear factor-kappa B activation：common genetic etiology with Blau syndrome. *Blood*, **105**(3)：1195-1197, 2005.
7）Okafuji I, et al：Role of the NOD2 genotype in the clinical phenotype of Blau syndrome and early-onset sarcoidosis. *Arthritis Rheum*, **60**(1)：242-250, 2009.
8）Takada S, et al：Pluripotent stem cell models of Blau syndrome reveal an IFN-γ-dependent inflammatory response in macrophages. *J Allergy Clin Immunol*, **141**(1)：339-349.e11, 2018.
9）Ikeda K, Kambe N, Takei S, et al：Ultrasonographic assessment reveals detailed distribution of synovial inflammation in Blau syndrome. *Arthritis Res Ther*, **16**(2)：R89, 2014.
10）Ikeda K, Kambe N, Satoh T, et al：Preferentially inflamed tendon sheaths in the swollen but not tender joints in a 5-year-old boy with Blau syndrome. *J Pediatr*, **163**(5)：1525.e1, 2013.

Monthly Book

Derma.

好 評

No.288

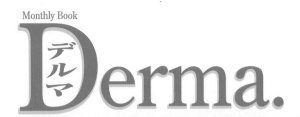

実践！皮膚外科小手術・皮弁術アトラス

2019 年 10 月増大号
編集企画：田村　敦志（伊勢崎市民病院主任診療部長）

定価（本体価格 4,800 円＋税）　B5 判　182 ページ

皮膚外科のエキスパートが注意点とコツを余すことなく解説！

部位ごとの注意点、疾患の病態、患者の希望を加味した治療を行うための要点をまとめ、デザインや手術手技のコツ、合併症を避けるための工夫などを、皮膚外科のエキスパートがわかりやすく解説。基礎から応用までビジュアルで学べる、皮膚外科を行うすべての医師にご覧いただきたい一書です。

▶CONTENTS

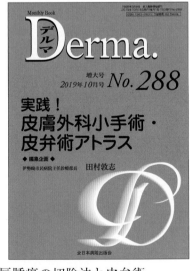

（株）全日本病院出版会　www.zenniti.com

〒 113-0033　東京都文京区本郷 3-16-4　　電話（03）5689-5989　　FAX（03）5689-8030

MB Derma, 293：27-31, 2020.

◆特集／まるわかり！自己炎症性疾患

H症候群／自己炎症性組織球症

小宮根真弓*

Key words：SLC29A3, H 症候群, 平衡ヌクレオシド輸送体(equilibrative nucleoside transporter 3), 組織球症(histiocytosis), SLC29A3 スペクトラム疾患(SLC29A3 spectrum disorder), histiocytosis-lymphadenopathy plus syndrome

Abstract *SLC29A3* 遺伝子変異で発症する一群の症候群は, H 症候群をはじめ複数の疾患が含まれる, 様々な臓器における組織球症を特徴とする疾患群である. 全く同じ遺伝子変異であるにもかかわらず, 臨床症状の違いから別の疾患名で報告されている症例も複数あることから, 最近ではこれらの疾患群を, SLC29A3 spectrum disorder, あるいは histiocytosis-lymphadenopathy plus syndrome と総称するようになった. *SLC29A3* は equilibrative nucleoside transporter 3(ENT3)という, ヌクレオシドトランスポーター遺伝子の1つをコードする遺伝子であり, ENT3 が, 細胞内のアデノシン濃度の調整にかかわることから, 細胞の代謝機能や様々な膜受容体を介した生理活性の調節に関与している可能性がある. 最近ではオートファジーへの関与やT細胞の働きを介して免疫機能に影響を及ぼすとの報告がある.

はじめに

　SLC29A3 遺伝子は, equilibrative nucleoside transporter 3(ENT3)をコードする遺伝子で, その遺伝子変異によって, いくつかの特徴的な臨床症状を示す症候群を発症することが明らかとなっている. H症候群, pigmented hypertrichosis with insulin-dependent diabetes mellitus(PHID), Faisalabad histiocytosis, Rosai-Dorfman 病がそのなかに含まれ, 臨床的に関連する一群の疾患群を形成する[1].

　H症候群は非常に稀な疾患であり, 様々な症候を示すため, 多くの科で診療されるが, 正しく診断されることは難しいようである. 我々は, 確定診断まで長期間かかった本邦第2例目のH症候群を経験し, その遺伝子変異とともに報告した.

　ENT3 は主に細胞内小器官膜状に発現する

* Mayumi KOMINE, 〒329-0498 下野市薬師寺3311-1　自治医科大学医学部皮膚科学教室, 教授

nucleoside transporter であり, その機能不全は, nucleoside の異常な蓄積をもたらし, 炎症を惹起する. したがってこれら一群の疾患は, 自己炎症性疾患の1つと考えられる.

　ここでは, 自験例を中心にH症候群をはじめとする *SLC29A3* 遺伝子変異による疾患の特徴と, その病態について解説する.

症　例

　症　例：48歳, 男性

　現病歴：19○○年, 皮膚の色素沈着を伴う硬化性皮疹と乏尿を主訴に当科初診した. 1歳時より難聴, 10歳代のころから, 足趾および手指の固定屈曲拘縮を認めた. 30歳代より気管支喘息を発症し, テオフィリン内服中であった. 低身長(142 cm, 47 kg), 第2次性徴の欠如, 精巣の腫大あり, 生検にて著明な線維化を認めた.

　家族歴：両親は血族婚, 2人の兄弟にレイノー症状を認める.

　現　症：両側大腿内側に対称性に, 色素沈着を

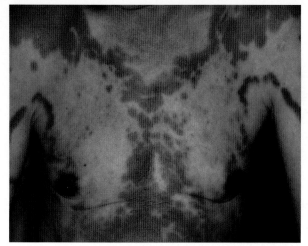

図 1.
前胸部から両上肢にかけて，索状の色素沈着を伴う
皮膚硬化局面を認めた.

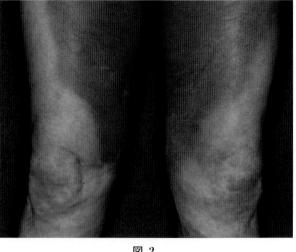

図 2.
両大腿内側に色素沈着を伴う皮膚硬化局面を認めた.

伴う皮膚硬化局面を認めた.

血液検査：血清 LH, FSH 高値，テストステロン低値.

画像検査：CT にて大動脈周囲の線維化，両側尿管閉塞，水腎症，精索の硬化，後腹膜の腫瘤を認めた.

組織学的検査：後腹膜腫瘤からの生検にて著明な線維化および形質細胞を主体とした炎症細胞浸潤を認めた.

大腿内側の皮膚病変部からの生検にて，真皮の膠原線維の増生を認めた.

この段階で後腹膜線維症と限局性強皮症の診断にて，プレドニゾロン(PSL)60 mg/日の投与が開始された. PSL 内服は，後腹膜線維症および皮膚症状に有効であり，尿路閉塞症状は改善し，皮疹はほぼ消失したため，PSL を徐々に減量し，2 年後には内服中止となった.

3 年後，両側胸部から上背部，両側上肢にかけて対称性に，瘙痒を伴う紅斑が出現した. 背部および大腿内側には，色素沈着を伴う皮膚硬化局面が対称性に存在した. この間に，レイノー現象と高血糖が出現した.

組織学的所見：皮膚病変部からの生検では，真皮全層にわたる厚い膠原線維の増生と，膠原線維間にびまん性にリンパ球，組織球，形質細胞の細胞浸潤を認めた.

この段階で，generalized morphea の疑いにて PSL 25 mg/日内服開始したところ著効し，皮疹は完全に消失した.

9 年後，PSL 10 mg/日内服中に，再び皮疹が増悪した. 皮疹はゆっくりと下腹部から下背部，臀部に拡大した.

血液検査：CRP 11 mg/mL, 血算，血液生化学，甲状腺機能，血清 IgG, IgA, IgG4, CH50, C3, C4, 抗 RNP 抗体，抗 Scl70 抗体，抗 RNA ポリメラーゼⅢ抗体，ボレリア・ブルグドルフェリ抗体はすべて正常範囲内であった.

IgE 2,182 U/mL, IgM 235 mg/dL, sIL-2R 1,970 U/mL, VEGF 1,450 pg/mL, TGFβ 27.3 ng/mL.

現　症：前胸部から上肢にかけて，索状の紅褐色硬化局面を左右対称性に認めた(図 1). 両側大腿部内側には色素沈着を伴う皮膚硬化局面を認めた(図 2).

ガリウム 67 シンチグラムでは，縦隔と皮疹部に取り込みを認め，CT では縦隔，腎，尿管周囲の著明な軟部組織陰影の増大，水腎症の所見を認めた.

組織学的所見：下背部の皮膚病変部からの生検では，表皮基底層の色素沈着，真皮全層にわたる膠原線維増生と，膠原線維間に組織球および形質細胞の著明な浸潤を認めた(図 3, 4).

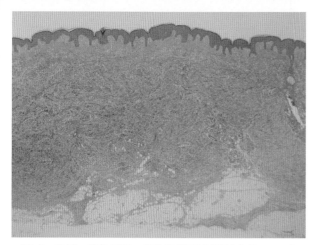

図 3. 背部の硬化局面の組織学的所見（弱拡大像，×40）
真皮全層にわたり膠原線維間に多数の細胞浸潤を認める．

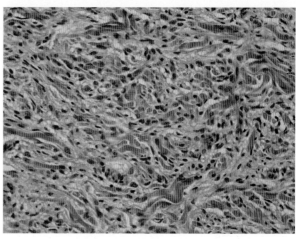

図 4. 背部の硬化局面の組織学的所見（強拡大像，×100）
膠原線維間に多数の組織球浸潤を認める．

この際にも PSL を 45 mg/日内服に増量したところ，CRP はすぐに低下し，皮疹も軽快した．

我々はこの段階で初めて H 症候群の可能性を疑った．H 症候群は ENT3 をコードする *SLC29A3* 遺伝子の変異が原因で発症する遺伝性疾患である．

遺伝子検査：患者末梢血より DNA を抽出し，PCR にて *SLC29A3* 遺伝子領域を増幅，TA ベクターにクローニングして，ダイレクトシークエンスを行ったところ，*SLC29A3* 遺伝子の exon 5 に，c.625G＞A（p.Gly208Arg）変異をホモで確認した．健常人 50 名から得た DNA については，同変異は見いだせなかった．

この変異は H 症候群としては新規の変異であったが，健常人 50 名に見いだせない変異であり，臨床所見も H 症候群に合致したことから，この症例を SLC29A3 の遺伝子変異により発症した H 症候群と診断した[2]．

その後，PSL 内服を調節しながら，外来にてフォローアップしている．合併する糖尿病や関節症状については該当科にて併診している．

SLC29A3 遺伝子変異による疾患：
H 症候群，pigmented hypertrichosis with insulin-dependent diabetes mellitus（PHID），Faisalabad histiocytosis，Rosai-Dorfman 病，dysosteosclerosis

SLC29A3 遺伝子のコードする ENT3 タンパク

は，細胞内小器官の膜に発現するヌクレオシドのトランスポーターであることが知られている．この遺伝子の変異によって，標記の 5 疾患が発症することが報告されている．それぞれの疾患は臨床的に異なるエンティティーとしてそれぞれ報告されたが，共通して認められる臨床症状も多く，また全く同一の変異にもかかわらず，臨床像から異なる疾患として報告されている症例もある．そのため，*SLC29A3* 遺伝子変異による多様な形質を示す一連の疾患としてとらえるべきと考えられるようになり，最近ではこれらの疾患をまとめる概念として，SLC29A3 spectrum disorder，また histiocytosis-lymphadenopathy plus syndrome（OMIM#602782）という病名が与えられた[3]．

H 症候群は，常染色体劣性遺伝を示す遺伝性疾患で，左右対称性の進行性皮膚硬化，色素沈着（Hyperpigmentation），多毛（Hypertrichosis），肝脾腫（Hepatosplenomegaly），心奇形（Heart anomaly），聾（Hearing loss），性腺発育不全（Hypogonadism），低身長（low Hight），外反母趾（Hallux valgus），高血糖（Hyperglycemia）を臨床的特徴とする症候群である[4]．

PHID（pigmented hypertrichosis with insulin-dependent diabetes mellitus）は，*SLC29A3* 遺伝子異常によって生じる疾患であり，多くの臨床的特徴を H 症候群と共有する．PHID には約 83% に糖尿病（DM）を認め，典型例では小児期あるいは

表 1.

	H 症候群	PHID	FH	RDD
遺伝形式	常劣	常劣	常劣	常劣
皮膚所見	色素増強・多毛局面	色素増強・多毛局面	色素増強	色素増強
心 臓	PS, PDA, ASD	心筋症		
耳	感音性難聴	なし	感音性難聴	感音性難聴
内 臓	肝脾腫	肝脾腫		肝腫大
成 長	低身長	低身長	低身長	低身長
内分泌	性腺機能低下症	思春期の遅れ	性腺機能低下症	
膵 臓	23%に DN	80%以上に IDDM		
眼	眼球突出・ブドウ膜炎	眼球突出	眼瞼腫脹・眼球突出・ブドウ膜炎	眼球突出・ブドウ膜炎
手 足	屈曲拘縮・屈指症・外反母趾	なし	屈曲拘縮	
組織学的所見	皮膚：多クローン性血管周囲性リンパ球・組織球浸潤，多数の形質細胞浸潤，線維化，メラノサイトの増数，Emperipolesis	血管周囲性の組織球，リンパ球，形質細胞浸潤	リンパ節：リンパ洞に組織球の増殖，小リンパ濾胞の増生，線維化，Emperipolesis	リンパ節：リンパ洞に組織球，形質細胞，リンパ球が充満，Emperipolesis
その他			鼻粘膜腫脹，肘足関節の拘縮	
SLC29A 遺伝子変異	p.Gly427Ser (exon 6) p.Gly437Arg (exon 6) p.Leu349SerfsX56 (exon 6) p.Arg363Gln (exon 6) IVS1+2T＞G (intron 1) c.300+1G＞C (intron 2) p.Ser184Arg (exon 4) p.Arg133Cys (exon 4) p.Arg363Trp (exon 6) p.Arg386Gln (exon 6)	p.Met116Arg (exon 3) p.Tyr314ThrfX91 (exon 6) p.Gly437Arg (exon 6) p.Thr449Arg (exon 6) p.Glu444X (exon 6)	c.300+1G＞A (intron 2) p.Gly437Arg (exon 6)	p.Gly437Arg (exon 6) p.Phe103X (exon 3) c.300+1G＞A (intron 2)

思春期早期に DM を発症し，その多くがケトアシドーシスを呈する．血中にはインスリンは検出されず，糖負荷によっても誘導されない．自己抗体は陰性である．膵臓からのインスリン産生あるいは分泌に異常があると考えられる[5]．

Faisalabad histiocytosis(FH)，familial Rosai-Dorfman disease(RDD)は，いずれも反応性マクロファージ組織球症に分類される疾患である．これらの疾患では，S100 陽性，CD68 陽性，CD163 陽性，CD1a 陰性の sinus histiocytes が増殖しており，豊富な細胞質内に他の血球細胞を取り込んだ像(emperiporesis)を認める．FH では低身長，聾を認める[6]．

Dysosteosclerosis(異骨性骨硬化症)は，全身の骨硬化を認める疾患で，SLC29A3 遺伝子異常による症例のほか，CSF1R 遺伝子，TNFRSF11A 遺伝子，TCIRG1 遺伝子の変異による症例も報告されている[7]．

SLC29A3 遺伝子変異を認めるこれらの症例には，多くの共通した症候が認められる．低身長，皮膚あるいはリンパ節への組織球浸潤はこれらすべての病型に共通の特徴である．増殖する組織球は，CD1a 陰性，CD68 陽性，S-100 陽性の形質を持ち，リンパ節ではリンパ洞に存在する組織球が増殖する．皮膚に浸潤する組織球も同様の形質を示し，臨床的には色素沈着と皮膚硬化を示す．

これらの疾患の特徴を表1にまとめた．

SLC29A3 遺伝子異常による病態形成のメカニズム

SLC29A3 遺伝子がコードするのは hENT3 というヌクレオシドトランスポーターの1つで，主

にミトコンドリアに局在して細胞質内のヌクレオシドプールを調節していると考えられている. 細胞質内のヌクレオシドは，ATP や GTP の産生を介してエネルギー産生やシグナル伝達に関与するため，様々な細胞機能に関わっていると考えられる. ヌクレオシドトランスポートには，SLC28 とSLC29 の 2 つのタイプが知られており，SLC28 はナトリウムイオンが関与する能動的輸送，SLC29 は equilibrative nucleoside transporter（ENT）とも呼ばれ，受動的輸送に関与する. ENT には 4 つのサブタイプ（hENT1〜4）が存在する. ENT はアデノシンなどのヌクレオシドのトランスポートに関与しており，これらは dipyridamole や dilazep などの血管拡張剤として用いられているアデノシン再取り込み阻害剤で阻害される. hENT1，2，4 は主に細胞膜に存在するのに対し，hENT3 は小胞体やミトコンドリアなどの細胞内小器官に局在することが報告されている[8].

SLC29A3 ノックアウトマウスを用いた研究では，ENT3 が司るヌクレオシドトランスポートによる細胞内ヌクレオシド濃度の調整がオートファジー機能に関与していることを明らかにし，ENT3 機能欠失によりオートファジーが障害されることによって幹細胞の増殖や分化に異常をきたすことが SLC29A3 関連疾患の病態であることが示された[8]. また，T 細胞の恒常性維持にも関与しており，ENT3 機能欠失によってライソゾームの働きが障害されて T 細胞の増殖や生存が障害されることが報告されている[9].

アデノシンは細胞膜に存在する様々な受容体などの活性化に関与しており，その濃度を調節することは，下流の様々な生体反応に影響する可能性があり，SLC29A3 関連疾患における様々な症候は，まさにヌクレオシドトランスポーターの生体における機能を示しているものと考えられる.

本稿の症例は文献 2 で報告した症例である.

文　献

1) Noavar S, Behroozi S, Tatarcheh T, et al：A novel homozygous frame-shift mutation in the SLC29A3 gene：a new case report and review of literature. *BMC Med Genet*, **20**(1)：147, 2019.
2) Fujita E, Komine M, Tsuda H, et al：Case of H syndrome with massive skin involvement, retroperitoneal fibrosis and Raynaud's phenomenon with a novel mutation in the SLC29A3 gene. *J Dermatol*, **42**(12)：1169-1171, 2015.
3) Melki I, Lambot K, Jonard L, et al：Mutation in the SLC29A3 gene：a new cause of a monogenic, autoinflammatory condition. *Pediatrics*, **131**(4)：e1308-1313, doi：10.1542/peds.2012-2255, 2013.
4) Molho-Pessach V, Ramot Y, Camille F, et al：H syndrome：the first 79 patients. *J Am Acad Dermatol*, **70**(1)：80-88, 2014.
5) Riachi M, Bas F, Darendeliler F, et al：A novel 3' untranslated region mutation in the SLC29A3 gene associated with pigmentary hypertrichosis and non-autoimmune insulin-dependent diabetes mellitus syndrome. *Pediatr Diabetes*, **20**(4)：474-481, doi：10.1111/pedi.12839, 2019.
6) Morgan NV, Morris MR, Cangul H, et al：Mutations in SLC29A3, encoding an equilibrative nucleoside transporter ENT3, cause a familial histiocytosis syndrome（Faisalabad histiocytosis）and familial Rosai-Dorfman disease. *PLoS Genet*, **6**(2)：e1000833, 2010.
7) Campeau PM, Lu JT, Sule G, et al：Whole-exome sequencing identifies mutations in the nucleoside transporter gene SLC29A3 in dysosteosclerosis, a form of osteopetrosis. *Hum Mol Genet*, **21**(22)：4904-4909, 2012.
8) Nair S, Strohecker AM, Persaud AK, et al：Adult stem cell deficits drive Slc29a3 disorders in mice. *Nat Commun*, **10**(1)：2943, doi：10.1038/s41467-019-10925-3, 2019.
9) Wei CW, Lee CY, Lee DJ, et al：Equilibrative nucleoside transporter 3 regulates T cell homeostasis by coordinating lysosomal function with nucleoside availability. *Cell Rep*, **23**(8)：2330-2341, 2018.

カラーアトラス
乳房外Paget病
—その素顔—

著者：**熊野公子、村田洋三**
（兵庫県立がんセンター）

目 次

カラーアトラス
乳房外Paget病
—その素顔—

兵庫県立がんセンター　熊野　公子　著
　　　　　　　　　　　村田　洋三

全日本病院出版会

B5 判　オールカラー　252 ページ
定価（本体価格 9,000 円＋税）
ISBN：978-4-86519-212-4 C3047

乳房外 Paget 病とは何か？　謎に満ちたこの腫瘍の臨床的課題に長年にわたって全力をあげて取り組み、数々の画期的業績を上げてこられた著者らが待望の書籍を刊行した。臨床に即した実践的内容の書物であるが、最近はやりの安直・マニュアル本とはまったく異なる。本書は乳房外 Paget 病を扱いながらも、その思想は広く医療の全般に通底する。皮膚腫瘍学のみでなく、臨床医学の思考能力を深め、実践的力量を高めるうえで必読の名著である。

（斎田俊明先生ご推薦文より抜粋）

　本書は熊野公子、村田洋三の名コンビによるおそらく世界初の、Paget 病に関する総説単行本である。
　最近は EBM（Evidenced Based Medicine）という言葉がはやりだが、私（大原）は文献報告を渉猟・集積しただけでは真の EBM ではないと考えている。本書のように、長年にわたる多数例を自らが経験すればこそ、そのなかから普遍的な真理が演繹的に導き出されるのである。
　両先生のライフワークである本書の完成を心から喜ぶものである。

（大原國章先生ご推薦文より抜粋）

全日本病院出版会

〒113-0033 東京都文京区本郷 3-16-4
Tel：03-5689-5989　　Fax：03-5689-8030
www.zenniti.com

MB Derma, **293**：33-41, 2020.

◆特集／まるわかり！自己炎症性疾患

NNS，PRAAS，ORAS/自己炎症性脂肪萎縮症

国本佳代*　　金澤伸雄**

Key words：プロテアソーム（proteasome），ユビキチン（ubiquitin），OTULIN，A20，脂肪萎縮症（lipodystrophy），インターフェロン異常症（interferonopathy）

Abstract　中條-西村症候群（NNS），JMP 症候群，CANDLE 症候群はいずれも *PSMB8* 遺伝子変異による免疫プロテアソーム機能不全に伴う自己炎症性疾患で，合わせてプロテアソーム関連自己炎症性症候群（PRAAS）と呼ばれる．乳幼児期に発症し，周期性発熱，皮疹，筋炎，さらにやせ，脂肪筋肉萎縮，拘縮をきたす．最近では，*PSMB8* 以外のプロテアソーム関連遺伝子にも様々な変異が報告され，Ⅰ型インターフェロン応答の亢進が主な病態と考えられている．さらに，NF-κB の活性化に重要な直鎖状ユビキチン鎖を生成するユビキチンリガーゼ複合体（LUBAC）や脱ユビキチン化する OTULIN・A20 の変異による自己炎症性疾患も報告され，このうち OTULIN 関連自己炎症性症候群（ORAS）は，脂肪萎縮や結節性紅斑など PRAAS と似た臨床像を呈する．本稿では，これらの疾患を自己炎症性脂肪萎縮症としてまとめ，プロテアソームおよびユビキチン化・脱ユビキチン化に関連した自己炎症性疾患について概説する．

はじめに

　中條-西村症候群（Nakajo-Nishimura syndrome：NNS），JMP（joint contractures, muscular atrophy, microcytic anemia and panniculitis-induced lipodystrophy）症候群，CANDLE（chronic atypical neutorophilic dermatosis with lipodystrophy and elevated temperature）症候群は，乳幼児期に周期性発熱，皮疹，筋炎などの症状で発症し，次第に進行性のやせ，脂肪萎縮，拘縮などの消耗をきたす自己炎症性疾患である．その原因は *PSMB8*（*proteasome subunit β-type 8*）遺伝子変異による免疫プロテアソーム機能不全であることが明らかになっており，これら 3 疾患を合わせてプロテアソーム関連自己炎症性症候群

（proteasome-associated autoinflammatory syndromes：PRAAS）と呼ぶ．最近では *PSMB8* 以外のプロテアソーム関連遺伝子の変異によるPRAAS や，プロテアソーム関連遺伝子に変異を持つが PRAAS とは異なる臨床像をとる PRAAS 関連疾患も報告されている．また，脱ユビキチン化酵素である OTULIN の機能不全によって発熱や自己抗体の出現，下痢，脂肪織炎，関節炎などの PRAAS と類似した症状を呈する疾患として，OTULIN 関連自己炎症性症候群（OTULIN-related autoinflammatory syndrome：ORAS）の報告もある．本稿ではそれらの自己炎症性疾患について臨床を提示しながら最新の知見を述べるとともに，OTULIN と同じく脱ユビキチン化酵素である A20 の機能不全により生じ，家族性ベーチェット病と呼ばれていた A20 ハプロ不全症（Haploinsufficiency of A20；HA20）が指定難病となったことから，本疾患についても本稿で紹介する．

* Kayo KUNIMOTO，〒641-0012 和歌山市紀三井寺 811-1　和歌山県立医科大学皮膚科学講座，助教
** Nobuo KANAZAWA，同，准教授

表 1. PRAAS において同定された遺伝子変異

疾 患	変異遺伝子	蛋白質異常	症例数
NNS	*PSMB8* ホモ	β5i p. G201V ホモ	13
JMP 症候群	*PSMB8* ホモ	β5i p. T75M ホモ	3
PRAAS	*PSMB8* 複合ヘテロ	β5i p. T75M＋p. A92T 複合ヘテロ	1
	PSMB8 ホモ	β5i p. A92T ホモ	1
CANDLE 症候群 (CANDLE/PRAAS を含む)	*PSMB8* ホモ	β5i p. T75M ホモ	6
	PSMB8 ホモ	β5i p. A94P ホモ	1
	PSMB8 ホモ	β5i p. M117V ホモ	1
	PSMB8 ホモ	β5i p. C135* ホモ	1
	PSMB8 ヘテロ＋*PSMA3* ヘテロ	β5i p. T75M ヘテロ＋α7 p. R233del ヘテロ	1
	PSMB8 ヘテロ＋*PSMA3* ヘテロ	β5i p. T75M ヘテロ＋α7 p. H111Ffs*10 ヘテロ	1
	PSMB8 ヘテロ＋*PSMB4* ヘテロ	β5i p. K105Q ヘテロ＋β7 p. Y222* ヘテロ	2
	PSMB4 複合ヘテロ	β7 c. −9G＞A＋p. D212_V214del 複合ヘテロ	1
	PSMB4 ヘテロ＋*PSMB9* ヘテロ	β7 p. P16Sfs*45 ヘテロ＋β1i G165D ヘテロ	2
	POMP ヘテロ	Ump1 p. E115Dfs*20 ヘテロ	1
	不明	不明	2

NNS/PRAAS の概略

NNS は，1939 年に東北帝国大学皮膚科泌尿器科の中條により，血族婚家系に生じた「凍瘡を合併セル続発性肥大性骨骨膜症」として報告されたのが最初とされる[1]．1950 年に和歌山県立医科大学皮膚科泌尿器科の西村らが血族婚の 2 家系に生じた 3 症例を同症として報告し，その後も発熱，皮疹，脂肪萎縮，筋萎縮，高ガンマグロブリン血症を伴う本邦固有の劣性遺伝性疾患として，様々な疾患名で報告が続いたが，50 年余りにわたり原因遺伝子が同定されなかった[2]．しかし，2011 年に免疫プロテアソームのサブユニットをコードする *PSMB8* 遺伝子のホモ変異が原因遺伝子であることが解明され[3]，本疾患の本態がプロテアソーム機能不全であることが明らかとなった．現在は中條・西村症候群として 2014 年に小児慢性特定疾病 19 番，2015 年に指定難病 268 番に登録されている．

一方，2010 年に海外からも NNS と臨床的に類似した JMP 症候群[4]，CANDLE 症候群が相次いで報告され[5]，原因遺伝子として複数の *PSMB8* 遺伝子変異が同定された[6]．これらの疾患では，*PSMB8* 以外のプロテアソーム関連遺伝子変異による症例も確認されている（表 1）[7]．

NNS/PRAAS の臨床

NNS は幼小児期に凍瘡様皮疹と発熱で発症し，皮疹と弛張熱を不定期に繰り返すようになる．過去の症例報告から，発症の誘因として細菌やウイルス感染の関与も示唆されている．成長に伴い，長く節くれだった指と顔面，上肢を主体とする脂肪筋肉萎縮とやせが進行し，手指や四肢の関節の屈曲拘縮をきたす（図 1）．早期より大脳基底核の石灰化を認めるが，精神発達遅滞は認めない．

血液検査所見では LDH，CPK，CRP，γ-グロブリン，特に IgG が高値となり，IgE が異常高値となる症例もある．さらに進行すると抗核抗体や各種自己抗体が陽性になることがあり，自己免疫疾患との中間に位置する自己炎症性疾患として注目されている．早期より肝脾腫を認め，肝酵素の上昇がみられる．

皮疹の病理組織学的所見としては，真皮から筋層に至る稠密で多彩な炎症細胞浸潤と血管内皮の増殖を伴う血管障害を認める．

CANDLE 症候群と NNS の臨床症状はよく似ているが，JMP 症候群においては全身の関節拘縮と脂肪萎縮が著明である（図 1）．

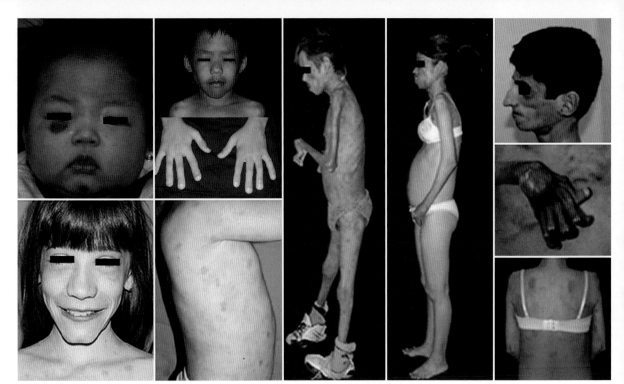

図 1. PRAAS の臨床像

a，b：中條-西村症候群　　　c，d：CANDLE 症候群

e〜i：JMP 症候群

NNS/PRAAS の
原因遺伝子と病態生理

PSMB8 遺伝子は，細胞内で非リソソーム系蛋白質分解を担う巨大な酵素複合体であるプロテアソームを構成する誘導型 β5i サブユニットをコードする．ユビキチン（ubiquitin；Ub）−プロテアソーム系と呼ばれる選択的分解システムにおいて，プロテアソームはポリ Ub 化された蛋白質を分解するが，不要・有害な蛋白質の除去だけでなく，細胞周期やシグナル伝達など多彩な細胞機能に関わる．さらに，β1，β2，β5 サブユニットが誘導型のより活性の高い β1i，β2i，β5i サブユニットに置き換わった免疫プロテアソームは，免疫担当細胞で恒常的に発現し，炎症時にはインターフェロン（interferon；IFN）γ や TNFα などの刺激によってそのほかの体細胞にも誘導され，高い酵素活性を示すだけでなく，より効率的に MHC クラス I 提示に働くペプチドを産生・提示し，

CD8 T 細胞を活性化して獲得免疫の起動にも寄与する（図 2）[8]〜[11]．

NNS においては，典型的な症例すべてに *PSMB8* 遺伝子の p. G201V 変異がホモ接合で存在する．この変異によって β5i の前駆体からの成熟が妨げられ，そのキモトリプシン様活性が著しく低下するだけでなく，隣接する β4，β6 サブユニットとの接合面の変化のために複合体の形成不全が起こり，成熟した免疫プロテアソームの量が減少するとともに，β1i と β2i が持つトリプシン様・カスパーゼ様活性も大きく低下する[3]．その結果，NNS 患者の炎症局所に浸潤するマクロファージをはじめ表皮角化細胞，筋肉細胞など各種細胞内にユビキチン化・酸化蛋白質が蓄積し，そのために IL-6 や IFN-inducible protein（IP）-10 などのサイトカイン・ケモカインの産生が亢進すると考えられる．

JMP 症候群では，ラテン系の症例すべてに *PSMB8* p. T75M 変異がホモ接合で存在する．こ

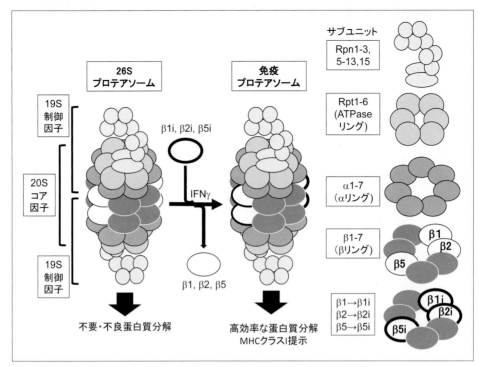

図2. プロテアソームの構造と機能

αリングとβリングがα-β-β-αの順に積み重なって20Sコア因子を形成し，ポリユビキチン鎖を認識する19S制御因子が上下に結合して26Sプロテアソームとなる．酵素活性はβ1，β2，β5サブユニットにあり，これがより活性の高い誘導型のβ1i，β2i，β5iサブユニットに置き換わったものが免疫プロテアソームである．

の変異はβ5iの前駆体切断部位に近く，キモトリプシン様活性が特異的に低下するが，免疫プロテアソームの発現低下はみられない．したがって，JMP症候群の発症にはプロテアソーム複合体の形成不全は必要ないと考えられている．

一方，CANDLE症候群においては，民族によって異なるPSMB8変異のホモ接合や複合ヘテロ変異を持つ症例が報告されたが，その後，PSMB8と非誘導型のPSMA3やPSMB4のダブルヘテロ変異，複合体形成に重要なシャペロンであるPOMP単独のヘテロ変異など，様々な変異の組み合わせを持った症例もCANDLE/PRAASとして報告されている（表1）[7]．これらの変異による酵素活性低下の程度は様々であるが，ユビキチン蓄積やサイトカイン・ケモカイン産生亢進のパターンはNNSと同様である．末梢血の網羅的遺伝子発現解析からⅠ型IFN応答の亢進が示されていたが，最近，CANDLE症候群に対するJanusキナーゼ（JAK）阻害薬の臨床治験の結果，Ⅰ型IFN応答

の正常化とともに，寛解を含めた高い臨床効果が得られることが示されたことにより[12]，その病態にⅠ型IFN異常症が重要であることが明らかとなった．しかし，その発現機序については不明な点も多い．

NNS/PRAASの診断・治療・予後

NNSの診断基準を表2に示す．特徴的な臨床症状8項目のうち5項目以上陽性を目安にNNSを疑って遺伝子解析を行い，PSMB8に疾患関連変異があれば確定，変異がなくても臨床症状5項目陽性で他疾患を除外できれば臨床診断例とする．CANDLE症候群やPRAASで報告された変異や新規変異が検出される可能性も考慮されているが，Ⅰ型IFN異常症であるエカルディ・グティエール症候群のような，凍瘡様皮疹と大脳基底核石灰化，神経精神症状などの特徴をもつ重要な鑑別疾患もあり，遺伝子検索により確定診断することが重要である．

表 2. 中條−西村症候群の診断基準

> **A．臨床症状**
> 1．常染色体劣性遺伝(血族婚や家族内発症)
> 2．手足の凍瘡様紫紅色斑(乳幼児期から冬季に出現)
> 3．繰り返す弛張熱(周期熱)(必発ではない)
> 4．強い浸潤・硬結を伴う紅斑が出没(環状のこともある)
> 5．進行性の限局性脂肪筋肉萎縮・やせ(顔面・上肢に著明)
> 6．手足の長く節くれだった指，関節拘縮
> 7．肝脾腫
> 8．大脳基底核石灰化
>
> **B．*PSMB8* 遺伝子解析**
>
> **＜診断のフローチャート＞**
> 1）臨床症状の5項目以上陽性で他の疾患を除外できる場合に中條−西村症候群と臨床診断し，またこの基準を満たさない場合は臨床的疑いとし，*PSMB8* 遺伝子解析を行う
> 2）*PSMB8* 遺伝子の双遺伝子座に疾患関連変異があれば，上記5項目以上陽性でなくても診断確定(Definite)
> 3）*PSMB8* 遺伝子の双遺伝子座に疾患関連変異がない場合でも，上記5項目以上を認めれば臨床的診断とする(Probable)

本疾患に対する確立した治療法はない．ステロイド全身投与は発熱・皮疹などの炎症の軽減には有効であるが，減量により容易に再燃し，また脂肪筋肉萎縮には無効である．小児期からのステロイド全身投与は長期内服による成長障害，中心性肥満，緑内障，骨粗鬆症などの副作用も多く，慎重な投与が必要である．メトトレキサートや抗IL-6受容体抗体製剤の有効性も報告されているが，効果は限定的で，日常生活における発熱や皮疹，関節痛の抑制にはステロイドとの併用が必要である[13]．CANDLE症候群に対し，JAK1/2阻害薬のバリシチニブの臨床治験が行われ，10例の患者に3年間投与された結果，5例が寛解に至ったと報告されており[12]，有効な治療法として期待される．

NNSでは皆同じ遺伝子変異を持つものの，症例によって炎症の程度や脂肪萎縮の進行の速度などが異なる．成人後急速に脂肪筋肉萎縮が進行する例が多く，手指の屈曲拘縮のほか咬合不全や重度の鶏眼，長期にわたるステロイドや免疫抑制剤の投与による副作用などで生活の質が低下する．肝障害などが緩徐に進行し，60歳代で亡くなる例が多いが，早期から拘束性呼吸障害や心機能低下をきたして30〜40歳代で突然死する症例もある[14]．

最近，奈良県で新規小児例が確認された．和歌山県での小児例と共に，JAK阻害薬など有効な新規薬剤の早期適用が望まれる．

ORAS について

NF-κB活性化に代表される細胞内炎症シグナル伝達を中継する分子群は，リン酸化などの種々の翻訳後修飾を受け活性化するが，その1つとしてUb化がある．Ubは76アミノ酸からなる小球状蛋白質で，Ub活性化酵素(E1)，Ub結合酵素(E2)，Ubリガーゼ(E3)という3つの酵素によって標的蛋白質に付加されるが，その連結様式の違いによって多彩な生理機能を発揮することができる(図3)[15]．例えば，48番目のリジン残基を介するK48結合型ポリUb鎖はプロテアソーム分解を誘導し，63番目のリジン残基を介するK63結合型ポリUb鎖は分解の標識とはならず，シグナル伝達やDNA修復に関わる．また，N末端のメチオニン残基を介する直鎖状ポリUb鎖はNF-κB活性化に関与する．さらに，付加されたUbはその生理機能を終えると脱Ub化酵素によって切り離され，再利用される．近年，この直鎖状Ub鎖を生成する複合体型E3リガーゼであるlinear-ubiquitin chain assembly complex(LUBAC)や，OTULINあるいはA20といった脱ユビキチン化酵素の遺伝子異常により引き起こされる新しい自己炎症性疾患が明らかになってきた(図4)[16]．LUBACを構成するHOIL-1，HOIP，SHARPINという3つの分子それぞれの遺伝子変異によって，免疫不全症・自己炎症性疾患を発症することが報告されて

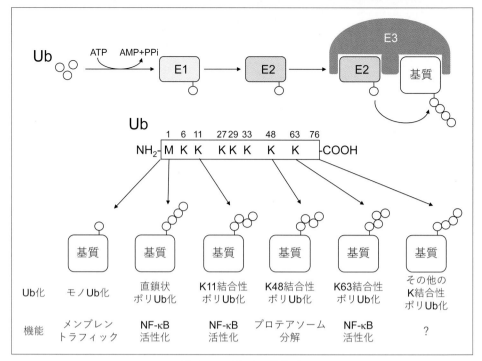

図 3. ユビキチン修飾系
基質のユビキチン化はエネルギー依存性に E1, E2, E3 を介して行われるが,
モノユビキチン化のほか N 末端のメチオニン残基を介した直鎖状ユビキチン化
と, 7 つのリジン残基を介したポリユビキチン化がある.

いる. 一方, *OTULIN* 変異による疾患は ORAS あるいは OTULIN 欠損症(Otulipenia)と呼ばれ, 関節炎, 有痛性結節性紅斑, 脂肪萎縮, 成長障害 などの症状を呈し, NNS/PRAAS と臨床症状が類 似することから, 本項で自己炎症性脂肪萎縮症と して概説する.

ORAS は 2016 年に 5 家系, 7 人の患者が報告さ れた常染色体劣性遺伝性の疾患である[17]. 出生数 日から半年くらいまでの間に発熱と膿疱・脂肪織 炎, 結節性紅斑など好中球性皮膚症, CRP などの 炎症マーカーの持続的な上昇を認める. その他の 症状として, 成長障害, 脂肪萎縮, 関節炎, 嘔吐・ 下痢などの消化器症状, 肝腫大, 無菌性脳炎もみ られる. 持続的な炎症により呼吸促迫症候群・肺 水腫やマクロファージ活性化症候群などの致死的 な合併症の発症も報告されている. また, 明らか な免疫不全は呈さないと考えられているが, 敗血 症やサイトメガロウイルスの再活性化がみられた 症例も存在する.

診断は臨床症状と合わせて *OTULIN* 遺伝子に 疾患関連変異をホモ接合または複合ヘテロ接合で 認めた場合に診断される.

OTULIN は LUBAC と直接結合することにより その直鎖状ポリ Ub 化作用に拮抗し, NF-κB およ び MAP キナーゼシグナルの制御を行うととも に, LUBAC が自己直鎖状ポリ Ub 化しその機能 を喪失する働きを抑制することから, 単なる LUBAC に対する拮抗作用だけでなくその機能を 調節する働きを担っていると考えられる. OTU- LIN の機能低下により LUBAC の機能が低下し発 症すると考えられているが, すべての症例で LUBAC の機能低下が確認されているわけではな く, その病態については不明な点も多い. ORAS の患者では, TNFα, IL-1β, LPS などの刺激に 対し, 単球・マクロファージ系の細胞による IL-1 β, IL-6 などの炎症性サイトカインの過剰産生が 認められ, それらは ORAS の自己炎症症状に合致 する. マウスでは OTULIN 活性欠失細胞で細胞 死非依存性の I 型 IFN の過剰産生が認められて おり, OTULIN 患者の炎症病態に関与している可

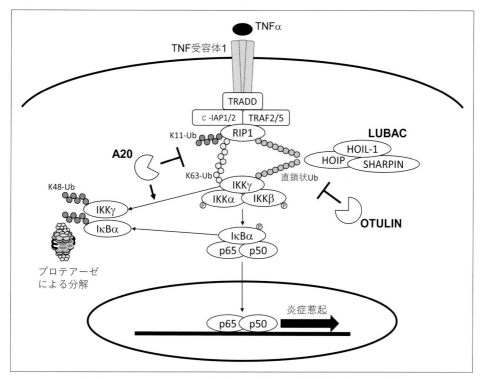

図 4. TNFα シグナルにおけるユビキチン化と脱ユビキチン化

TNFα が受容体に結合すると，TRADD，TRAF2/5，c-IAP1/2，RIP1 がその下流にリクルートされる．Ub リガーゼの c-IAP1/2 は RIP1 の K11 および K63 結合型ポリユビキチン化を誘導し，それを足場に IKK 複合体が活性化する．HOIL-1，HOIP，SHARPIN からなる LUBAC は RIP1 や IKKγ に直鎖状ポリユビキチン鎖を付加することで，TNFα シグナルを正に制御する．一方，OTULIN は直鎖状ポリユビキチン鎖を脱ユビキチン化するとともに LUBAC に直接結合して不安定化をもたらすことで，また A20 は K63 結合型ポリユビキチン鎖を脱ユビキチン化するとともに IKKγ を K48 結合型ポリユビキチン化し分解を促進することで，ともに TNFα シグナルを負に制御する．

能性が考えられている．しかし，ORAS の病態については未解明な点も多く，今後の検討が待たれる．

治療法としては，プレドニゾロンやメチルプレドニゾロンパルス療法などのステロイド全身投与が有効であるが，ステロイドのみで炎症の制御が可能であった例はなく，抗 TNF 製剤や抗 IL-1 製剤など抗サイトカイン治療が必要と考えられる．インフリキシマブやエタネルセプトはアナキンラが無効な症例でも有効性が報告されており，治療薬として期待されている．

HA20 について

TNFAIP3 遺伝子のヘテロ接合性変異により，そのコードする A20 のハプロ不全に伴う機能低下により発症する常染色体優性遺伝性疾患である．A20 は TNFα シグナルを抑制性に制御する E3 活性を持つ脱 Ub 化酵素であり，その機能低下により炎症性サイトカインである TNFα，IL-6，IL-1β などが過剰産生される．

その結果，新生児期から 20 歳ごろまでの若年に，周期性あるいは遷延性の発熱，反復性口腔内アフタ，皮疹，関節痛に加え，外陰部潰瘍，消化管潰瘍，ぶどう膜炎などのベーチェット病様症状を発症する．また，橋本病や全身性エリテマトーデス，自己免疫性肝炎などの自己免疫疾患の併発もみられる．重症度は症例ごとに異なるが，生涯にわたって炎症が持続し，臓器障害が進行するとともに，視力障害の進行などにより生活の質が低下する．

ステロイド全身投与，コルヒチン，抗 TNF 製剤，抗 IL-1 製剤の使用が報告されているが，有効

表 3. A20 ハプロ不全症診断基準

A．症状
　①反復性発熱
　②反復性口腔内アフタ
　③繰下痢，血便などの消化管症状
　④外陰部潰瘍
　⑤関節炎
　⑥皮疹(毛嚢炎様皮疹，痤瘡様皮疹，結節性紅斑様皮疹など)
　⑦眼症状(虹彩毛様体炎，網膜ぶどう膜炎など)
　⑧自己免疫疾患症状(自己免疫性甲状腺炎，自己免疫性肝炎など)
B．検査所見
　①炎症所見陽性
　②便潜血陽性
　③針反応試験陽性
C．遺伝学的検査
　TNFAIP3 遺伝子に疾患関連変異を認める

＜診断のカテゴリー＞
　Definite：A の 2 項目＋B の 1 項目＋C を満たすもの
　Probable：A の 1 項目＋C を満たすもの
＜参考所見＞
鑑別診断
他の自己炎症性疾患(家族性地中海熱，クリオピリン関連周期熱症候群，TNF 受容体関連周期性症候群，中條-西村症候群，PAPA 症候群，Blau 症候群/若年発症サルコイドーシス，高 IgD 症候群/メバロン酸キナーゼ欠損症，PFAPA 症候群)，若年性特発性関節炎，慢性感染症，炎症性腸疾患，悪性新生物，リウマチ・膠原病疾患，ベーチェット病

性は確立していない．消化管出血による致死例も報告され，治療抵抗性の腸管炎症に対しては腸管切除，難治性自己免疫疾患による多臓器障害に対しては骨髄移植も行われている．2018 年より，A20 ハプロ不全症として指定難病 325 番の遺伝性自己炎症疾患の 1 つに加えられた．診断基準を表3 に示す．

さいごに

NNS をはじめとする PRAAS はプロテアソームという蛋白質分解機構に重要な役割を担う分子の機能異常による特異な遺伝性自己炎症性疾患である．その病態はまだ明らかになっておらず，治療法も確立されていない．プロテアソーム関連遺伝子に新たな変異を有し，精神発達遅滞や免疫不全を呈する疾患も報告されており，今後も新たな展開が見込まれる．また，直鎖状ポリ Ub 鎖制御異常により引き起こされる自己炎症性疾患である ORAS が脂肪萎縮や結節性紅斑など PRAAS と類似した症状を呈することも，その病態を考えるうえで非常に興味深い．本稿では，これらの疾患を自己炎症性脂肪萎縮症としてまとめるとともに，関連する難病である HA20 を紹介した．PRAAS とともにさらなる病態解明と治療法の確立が期待される．

文　献

1) 中條　敦：凍瘡を合併セル続発性肥大性骨骨膜症．皮膚科泌尿器科雑誌，**45**：77-86，1939.
2) 金澤伸雄：中條-西村症候群．*J Visual Dermatol*，**16**：128-132，2017.
3) Arima K, Kinoshita A, Mishima H, et al：Proteasome assembly defect due to a proteasome subunit beta type 8(PSMB8)mutation causes the autoinflammatory disorder, Nakajo-Nishimura syndrome. *Proc Natl Acad Sci USA*, **108**：14914-14919, 2011.
4) Garg A, Hernandez MD, Sousa AB, et al：An autosomal recessive syndrome of joint contractures, muscular atrophy, microcytic anemia, and panniculitis-associated lipodystrophy. *J Clin Endocrinol Metab*, **95**：E58-E63, 2010.
5) Torrelo A, Patel S, Colmenero I, et al：Chronic

atypical neutrophilic dermatosis with lipodystrophy and elevated temperature(CANDLE) syndrome. *J Am Acad Dermatol*, **62**：489-495, 2010.

6) Liu Y, Ramot Y, Torrelo A, et al：Mutations in PSMB8 Cause CANDLE Syndrome with Evidence of Genetic and Phenotypic Heterogeneity. *Arthritis Rheum*, **64**：895-907, 2012.

7) Brehm A, Liu Y, Sheikh A, et al：Additive loss-of-function proteasome subunit mutations in CANDLE/PRAAS patients promote type I IFN production. *J Clin Invest*, **125**：4196-4211, 2015.

8) 村田茂穂：哺乳類におけるプロテアソームの多様性と意義. 生化学, **80**：719-732, 2008.

9) Woodle ES, Walsh RC, Alloway RR, et al：Proteasome inhibitor therapy for antibody-mediated rejection. *Pediatr Transplant*, **15**：548-556, 2011.

10) Adams J：The proteasome：structure, function, and role in the cell. *Cancer Treatment Reviews*, **29**(Suppl 1)：3-9, 2003.

11) Neefjes J, Jongsma ML, Paul P, et al：Towards a systems understanding of MHC class I and MHC class II antigen presentation. *Nat Rev Immunol*, **11**：823-836, 2011.

12) Sanchez GAM, Reinhardt A, Ramsey S, et al：JAK1/2 inhibition with baricitinib in the treatment of autoinflammatory interferonopathies. *J Clin Invest*, **128**：3041-3052, 2018.

13) Kunimoto K, Honda-Ozaki F, Saito MK, et al：Beneficial effect of methotrexate on a child case of Nakajo-Nishimura syndrome. *J Dermatol*, **46**：e365-e367, 2019.

14) Kanazawa N, Hara M, Hara T, et al：CO2 narcosis as a notable cause of premature death in Nakajo-Nishimura syndrome. *Mod Rheumatol Case Rep*, **3**：74-78, 2019.

15) 柴田佑里, 井上純一郎：ポリユビキチン鎖を標的とした NF-κB の新たな調節機構. 生化学, **85**：405-413, 2013.

16) 大西秀典：LUBAC・ユビキチン関連異常症. 医学のあゆみ, **267**：703-707, 2018.

17) Zhou Q, Yub X, Demirkaya E, et al：Biallelic hypomorphic mutations in a linear deubiquitinase define otulipenia, an early-onset autoinflammatory disease. *Proc Natl Acad Sci USA*, **113**：10127-10132, 2016.

MB Derma. No.268

これが皮膚科診療スペシャリストの目線！

診断・検査マニュアル
―不変の知識と最新の情報―

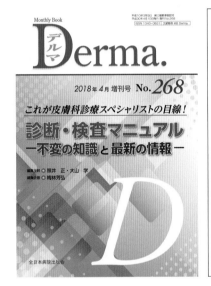

好　評

2018年 4月 増刊号

●編集企画：**梅林 芳弘**
（東京医科大学八王子医療センター教授）
●定価（本体価格 5,600 円＋税）　●B5 判　●320 ページ

不易流行
「昔から変わることのない診断の要諦となる不変の知識」と
「新しい検査法などの目まぐるしく変わる最新情報」が盛り
込まれた一書．病理やダーモスコピーをはじめとした各種
検査法の見方・進め方や，薬疹・良悪性腫瘍などを誤診し
ないための鑑別のポイントを，大ボリュームの 320 ページ
でお届け．診療に必要な匠の知識と技を是非本書から吸収
してください．

目次

（株）全日本病院出版会　www.zenniti.com

〒 113-0033　東京都文京区本郷 3-16-4　　電話（03）5689-5989　　FAX（03）5689-8030

MB Derma, **293**：43-52，2020.

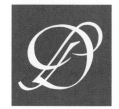

◆特集／まるわかり！自己炎症性疾患

AGS，SAVI，FCL／自己炎症性凍瘡様ループス

金澤伸雄*

Key words：凍瘡様ループス（chilblain lupus），エカルディ・グティエール症候群（Aicardi-Gout-iéres syndrome；AGS），乳児発症 STING 関連血管炎（STING-associated vasculopathy with onset in infancy；SAVI），家族性凍瘡様ループス（familial chilblain lupus；FCL），Ⅰ型インターフェロン異常症（type Ⅰ interferonopathy）

Abstract　家族性凍瘡様ループスは，皮膚エリテマトーデスの一型である凍瘡様ループスを家族性に生じる疾患である．その原因遺伝子変異が同定されると，同様に凍瘡様皮疹を伴う遺伝性症候群であるエカルディ・グティエール症候群や乳児発症 STING 関連血管炎の原因遺伝子と重なることが明らかとなった．これらの疾患はいずれも，細胞内で核酸の代謝や認識に関わる遺伝子に変異を持ち，Ⅰ型インターフェロン応答の異常活性化によって発症する．これらⅠ型インターフェロン異常症は，若年発症結節性多発動脈炎と呼ばれていた ADA2 欠損症とともに，インフラマソーム異常による古典的な自己炎症性疾患を離れ，自己免疫疾患に近い第二の自己炎症性疾患として位置づけられる．これらの疾患を自己炎症性凍瘡様ループスとまとめることにより，凍瘡様皮疹という窓から，核酸の代謝・認識からⅠ型インターフェロン応答に至る炎症メカニズムと，自己免疫疾患の一端を見通すことができる．

はじめに

　凍瘡様ループスは，凍瘡様で寒冷によって誘発され，悪化すると自壊して潰瘍化したり，治癒後に特徴的な色素沈着や瘢痕を残す皮疹である．英文表記では chilblain lupus と lupus pernio がこれにあたり，前者が皮膚エリテマトーデスの一病型と考えられているのに対し，後者は皮膚サルコイドーシスのびまん浸潤型と同一と考えられ，病理学的に鑑別される．前者のなかに家族性に生じる症例のあることが知られ，家族性凍瘡様ループス（familial chilblain lupus；FCL）と呼ばれていたが，原因遺伝子変異が同定されると，同様の症状を伴う遺伝性症候群であるエカルディ・グティエール症候群（Aicardi-Goutiéres syndrome；

＊ Nobuo KANAZAWA，〒641-0012 和歌山市紀三井寺 811-1　和歌山県立医科大学皮膚科，准教授

AGS）や乳児発症 STING 関連血管炎（STING-associated vasculopathy with onset in infancy；SAVI）と共通であることが明らかとなった．これらの疾患はいずれも，細胞内で核酸の代謝や認識に関わる遺伝子に変異を持ち，Ⅰ型インターフェロン（interferon；IFN）応答の異常活性化によって発症することから，自己炎症性凍瘡様ループスとしてまとめた．

Ⅰ型インターフェロン異常症

1．細胞内核酸受容体

　DNA や RNA などの核酸は，ウイルスをはじめとする各種微生物由来の PAMPs（pathogen-associated molecular patterns）であるとともに，ダメージを受けた細胞や組織由来の DAMPs（damage-associated molecular patterns）にもなる．その細胞内受容体として，エンドソームに存在する Toll 様受容体（TLRs）と，細胞質に存在する RIG-

表 1. 細胞内核酸受容体

ファミリー	受容体	局在	認識核酸
TLRs	TLR3 TLR7 TLR8 TLR9	エンドソーム	dsRNA ssRNA ssRNA 非メチル化 CpG-DNA
RLRs	RIG-I MDA-5	細胞質	5' 三リン酸化短 dsRNA 長 dsRNA
OLRs	cGAS OAS	細胞質	dsDNA dsRNA
ALRs	AIM2 (absent in melanomae 2) IFI16 (IFNγ-inducible protein 16)	細胞質	dsDNA dsDNA
Others	DAI	細胞質	dsDNA

I 様受容体(RLRs)が代表的なものであるが,細胞質には他にも OAS 様セカンドメッセンジャー受容体(OLRs)や AIM2 様受容体(ALRs),DAI (DNA-dependent activator of IFN regulatory factors)などがある(表 1)[1].

RLR には RIG-I(retinoic acid-inducible gene-I)と MDA5(melanoma differentiation-associated gene 5)があるが,それぞれ特異的な二本鎖(ds)RNA を認識して活性化すると,ミトコンドリア外膜上に局在するアダプター分子である MAVS (mitochondrial antiviral signaling)を介して TBK1(TRAF family member-associated NF-κB activator-binding kinase 1)が活性化し,リン酸化された IRF3(IFN regulatory factor 3)が核内に移行し I 型 IFN の転写を誘導する(図 1)[1,2].

OLR には cGAS(cGMP-AMP synthase)と OAS(oligoadenylate synthase)があり,それぞれ dsDNA と dsRNA を認識する.cGAS が dsDNA を認識して活性化すると,ATP と GTP から cGAMP(cGMP-AMP)を生成する.cGAMP がセカンドメッセンジャーとなって小胞体膜上に局在するアダプター分子である STING(stimulator of interferon genes)を介してゴルジ体で TBK1 が活性化し,リン酸化された IRF3 が核内に移行し I 型 IFN の転写を誘導する(図 1).

2. I 型インターフェロン

IFN は,「ウイルス干渉(interference)因子」として見いだされたことから名づけられたもので,抗ウイルス効果や抗腫瘍効果を持つ[1,2].I 型,II 型,III 型の 3 つに分類され,I 型には 13 種の IFNα と 1 種類の IFNβ のほか,IFNδ,IFNε,IFNκ,IFNτ,IFNω,IFNζ があるのに対し,II 型は 1 種類の IFNγ のみ,III 型は 4 種類の IFNλ からなる.IFNγ が主に Th1 細胞から産生され,マクロファージの活性化など Th1 応答に重要な役割を果たすのに対し,IFNα/β はリンパ球のほかマクロファージ,線維芽細胞,血管内皮細胞,骨芽細胞など様々な細胞から産生され,強い抗ウイルス・抗腫瘍作用を持つ.

I 型 IFN の発現は IRF によって制御されるが,特に IRF3 と IRF7 がその誘導に重要である.分泌された I 型 IFN はいずれも,細胞膜表面に存在し IFNAR1 と IFNAR2 のヘテロ二量体からなる IFNα 受容体に結合する.すると,受容体に結合したアダプター分子である JAK1(Janus kinase 1)と TYK2(tyrosine kinase 2)が近接しお互いをリン酸化することによって活性化し,IFNα 受容体の細胞内ドメインにあるチロシン残基をリン酸化する.この IFNα 受容体複合体によって,細胞質内の STAT1(signal transducer and activator of transcription 1)と STAT2 がリン酸化され,IRF9 と結合し,ISGF3(IFN-stimulated gene factor 3)と呼ばれる複合体を形成する.これが核に入って転写因子として働き,様々な IFN 刺激遺伝子(IFN-stimulated genes;ISGs)を誘導し,抗ウイルス・抗腫瘍作用を発揮する.そのなかには IRF や STAT のほか,MDA5 や cGAS も含まれ,正のフィードバックを示す[2].

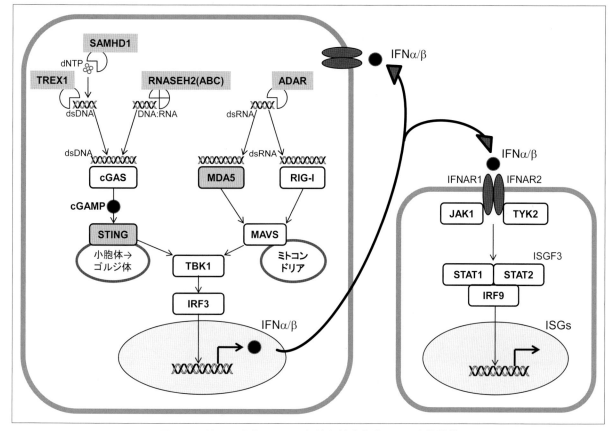

図 1. Ⅰ型 IFN 応答シグナル経路と核酸代謝による調節機構

3．Ⅰ型インターフェロン異常症

遺伝性の全身性エリテマトーデス(SLE)の疾患感受性遺伝子が AGS や FCL と重なり，共通する病態として ISGs 産生の異常亢進がみられることから[3]，2011 年に Crow はⅠ型 IFN 応答経路の異常活性化あるいはその制御不全による，新しいカテゴリーの免疫異常症として「Ⅰ型 IFN 異常症 (type Ⅰ interferonopathy)」という概念を提唱した[4]．その後，SAVI など新たな疾患や遺伝子が加わり，表 2 に示すように，別稿に記載のあるプロテアソーム関連自己炎症性症候群(proteasome-associated autoinflammatory syndromes；PRAASs)や後述する ADA2 欠損症(deficiency of adenosine deaminase 2；DADA2)も含む大きなファミリーを形成している[1)5)]．

エカルディ・グティエール症候群(AGS)

1．概念・定義

Aicardi と Goutiéres によって，1984 年に最初に報告された遺伝性早発性脳症であり，神経症状・脳内石灰化・髄液異常を特徴とする[6]．胎内感染が疑われる偽性 TORCH(Toxoplasma, others, Rubella, CMV, HSV)症候群の 1 つであり，発熱，肝脾腫や凍瘡様皮疹などの神経外症状を伴うことがある．これまでに 7 種類の原因遺伝子が知られ，それぞれ AGS1～7 と呼ばれるが，核酸の代謝や認識の異常によってⅠ型 IFN 産生が亢進することが疾患の本態と考えられ，自己炎症性Ⅰ型 IFN 異常症の代表である[7)8)]．

2．疫　学

世界で数百例が報告されているが，本邦では 20 例ほどとされる[9]．ただ，診断されないまま早期に死亡する例や，逆に未診断の軽症例などもあると考えられている．

3．臨床症状・検査所見

出生後数日以内に易刺激性や哺乳力低下などで発症する「早発型」は全体の約 20％程度である．その約半数は肝脾腫，肝酵素上昇や血小板減少など

表 2. 主な I 型 IFN 異常症

疾　患	責任遺伝子（HGNC シンボル & OMIM 登録名）		蛋白質機能	遺伝形式
AGS	TREX1	3' REPAIR EXONUCLEASE 1	3'-5' DNA エキソヌクレアーゼ	常劣・優
	RNASEH2B	RIBONUCLEASE H2, SUBUNIT B	RNA : DNA ハイブリッド RNA ヌクレアーゼ	常劣
	RNASEH2C	RIBONUCLEASE H2, SUBUNIT C		
	RNASEH2A	RIBONUCLEASE H2, SUBUNIT A		
	SAMHD1	SAM DOMAIN- AND HD DOMAIN- CONTAINING PROTEIN 1	3' エキソヌクレアーゼ・dNTP トリホスフォヒドロラーゼ	常劣
	ADAR	ADENOSINE DEAMINASE, RNA-SPECIFIC	RNA アデノシンデアミナーゼ	常劣・優
	IFIH1	INTERFERON-INDUCED HELICASE C DOMAIN-CONTAINING PROTEIN 1	MDA5	常優
RVCL	TREX1	3' REPAIR EXONUCLEASE 1	3'-5' DNA エキソヌクレアーゼ	常優
SAVI	STING1	STIMULATOR OF INTERFERON RESPONSE cGAMP INTERACTOR 1	STING	常優
FCL	TREX1	3'-5' REPAIR EXONUCLEASE 1	3'-5' DNA エキソヌクレアーゼ	常優
	SAMHD1	SAM DOMAIN- AND HD DOMAIN- CONTAINING PROTEIN 1	3' エキソヌクレアーゼ・dNTP トリホスフォヒドロラーゼ	常優
	STING1	STIMULATOR OF INTERFERON RESPONSE cGAMP INTERACTOR 1	STING	常優
SLE	TREX1	3' REPAIR EXONUCLEASE 1	3'-5' DNA エキソヌクレアーゼ	多因子性
	RNASEH2A-C	RIBONUCLEASE H2A-C	RNA : DNA ハイブリッド RNA ヌクレアーゼ	多因子性
	ACP5	ACID PHOSPHATASE, TYPE 5, TERTRATE-RESISTANT	酸性ホスファターゼ	多因子性
	DNASE I	DEOXYRIBONUCLEASE 1	DNA エンドヌクレアーゼ	多因子性・常優
	DNASE1L3	DEOXYRIBONUCLEASE 1-LIKE 3	DNA エンドヌクレアーゼ	常劣
	C1QA-C	COMPLEMENT COMPONENT 1QA-C	補体第 1q 成分	多因子性・常劣
	C4	COMPLEMENT COMPONENT 4	補体第 4 成分	多因子性・常劣
Singleton-Merten syndrome	IFIH1	INTERFERON-INDUCED HELICASE C DOMAIN-CONTAINING PROTEIN 1	MDA5	常優
	RIGI	RETINOIC ACID-INDUCIBLE GENE-I	RIG-I	常優
Spondyloenchondrodysplasia with immune dysregulation (SPENCDI)	ACP5	ACID PHOSPHATASE, TYPE 5, TERTRATE-RESISTANT	酸性ホスファターゼ	常劣
ISG15 deficiency	ISG15	UBIQUITIN-LIKE MODIFIER ISG15	ユビキチン様分子	常劣
USP18 deficiency	USP18	UBIQUITIN SPECIFIC PROTEASE 18	脱 ISG 化酵素	常劣
Proteasome-associated autoinflammatory disease (PRAASs)	PSMB8	PROTEASOME SUBUNIT BETA-TYPE 8	プロテアーゼ β5i サブユニット	常劣
	PSMB4	PROTEASOME SUBUNIT BETA-TYPE 4	プロテアーゼ β7 サブユニット	常劣
	PSMA3	PROTEASOME SUBUNIT ALPHA-TYPE 3	プロテアーゼ α7 サブユニット	常劣
	PSMB9	PROTEASOME SUBUNIT BETA-TYPE 9	プロテアーゼ β1i サブユニット	常劣
	POMP	PROTEASOME MATURATION PROTEIN	プロテアーゼ合成シャペロン	常優
Deficiency of adenosine deaminase 2	ADA2	ADENOSINE DEAMINASE 2	アデノシンデアミナーゼ	常劣

を伴い，胎内感染様となる．一方，生後間もなく
は正常発達を示すが，生後 4 か月ごろに易刺激性，
発熱，退行，定頸の遅れなどで発症する「遅発型」
が全体の約 70％を占め，1 歳以降での発症は 10％

程度とされる．
　経過中，ジストニア，進行性の小頭症，筋緊張
低下，痙縮，四肢麻痺，発達障害など様々な神経
障害を認め，重症のことが多いが，最近は軽症例

表 3. AGS の診断基準

A．症　状
　① 神経症状（早発性脳症，発達遅滞，進行性の小頭症，痙攣）
　② 神経外症状（不明熱，肝脾腫，凍瘡様皮疹）
B．検査所見
　① 髄液検査異常（ア〜ウの 1 項目以上）
　　ア）髄液細胞数増多（WBC≧5/mm³，通常はリンパ球優位）
　　イ）髄液中インターフェロンα上昇（>6 IU/mL）
　　ウ）髄液中ネオプテリン増加（年齢によりカットオフ値は異なる）
　② 画像検査所見：頭蓋内石灰化（加齢による生理的変化を除く）
C．遺伝学的検査
　TREX1，*RNASEH2B*，*RNASEH2C*，*RNASEH2A*，*SAMHD1*，*ADAR*，*IFIH1* 等の疾患原因遺伝子のいずれかに疾患関連変異を認める．
＜診断のカテゴリー＞
　Definite：A の①＋B① および B②＋C のいずれかを満たすもの
　Probable：(1) A の 1 項目＋B②＋C のいずれかを満たすもの
　　　　　　(2) A の①＋B① および B② を満たすもの
＜参考所見＞
　鑑別診断
　他の自己炎症性疾患，全身型若年性特発性関節炎，慢性感染症，リウマチ・膠原病疾患，CMV・風疹・トキソプラズマ・単純ヘルペス・HIV を含む出生前/周産期感染症，既知の先天代謝性疾患・脳内石灰化症・神経変性疾患を除外する

の報告が増えている．また，約半数に痙攣を認める．一方，AGS 全体の約 3〜4 割にみられる凍瘡様皮疹をはじめ，反復性発熱や肝脾腫，緑内障，肥大型心筋症，炎症性腸疾患，側彎，末梢神経障害などの合併症もみられる．凍瘡様皮疹は小児期早期に発症し，四肢末端や耳介に好発し，冬季に悪化する．

髄液検査における IFNα やネオプテリンの上昇が重要な所見であるが，数年の経過で正常化することが多いとされる．IFNα は血清でも上昇することが多いが，髄液ほどではなく，その絶対値を測定するよりも，細胞変性効果阻害活性をみる方法や ISGs の発現をセットでみる方法が推奨されている．

各種自己抗体が検出されるが，本疾患に特異的なものはなく，抗核抗体のほか ssDNA 抗体や dsDNA 抗体などが多くみられる．その他，低補体血症や高グロブリン血症，血小板減少や肝酵素上昇，甲状腺機能低下やインスリン依存性糖尿病なども報告されている．

脳の画像所見としては，頭蓋内石灰化，白質異常，大脳萎縮の 3 点が特徴的とされ，生涯持続する．頭蓋内石灰化はほぼ必発で，両側基底核を中心に，白質や脳室周囲にもみられる．生後早期からみられることが多く，TORCH 症候群との鑑別

が必要となるが，数年後に遅れて陽性になることもあり，注意が必要である．白質異常も 3/4 以上の患者に認め，主に脳室周囲や前頭葉・側頭葉などに，MRI の T2 強調画像で高信号を呈する領域を認める．大脳萎縮も 9 割以上の患者に認め，発達障害と相関するとされる．

4．診　断

難病指定においては，表 3 の診断基準に従い，神経症状・髄液所見・画像所見・疾患関連遺伝子変異のすべてが揃い，TORCH 症候群や他の自己炎症性疾患などが除外できたものを確定（definite），神経症状と神経外症状のいずれか・画像所見・疾患関連遺伝子変異，あるいは神経症状・画像所見・髄液所見のみのものを疑い（probable）例とする．

5．病因・病態

これまでに 7 種類の疾患関連遺伝子（*TREX1*，*RNASEH2B*，*RNASEH2C*，*RNASEH2A*，*SAMHD1*，*ADAR*，*IFIH1*）が同定され，それぞれ AGS1〜7 の原因とされる（表 2）．AGS7 以外は劣性遺伝性であるが，AGS1 と AGS6 の一部は優性遺伝性であることが知られる．*TREX1*（*3' REPAIR EXONUCLEASE 1*）は 3'-5' DNA エキソヌクレアーゼ，*RNASEH2*（*RIBONUCLEASE H2*）は RNA：DNA ハイブリッド RNA ヌクレ

アーゼ，SAMHD1（*SAM DOMAIN AND HD DOMAIN-CONTAINING PROTEIN 1*）は 3′ エキソヌクレアーゼと dNTP トリホスフォヒドロラーゼ，ADAR（*ADENOSINE DEAMINASE, RNA-SPECIFIC*）は RNA アデノシンデアミナーゼ活性を持ち，いずれも核酸代謝に関わる（図1）．その機能喪失型変異により，細胞内に DNA や RNA が蓄積してその応答シグナルが亢進することが病因と考えられる．一方，*IFIH1*（*INTER-FERON-INDUCED HELICASE C DOMAIN-CONTAINING PROTEIN 1*）は dsRNA の細胞内センサーである MDA5 をコードすることから，その機能獲得型変異により dsRNA 応答シグナルが亢進することが病因と考えられている．すなわち，いずれも核酸応答シグナルの亢進により，転写因子の IRF を介して I 型 IFN の産生が亢進する．

　さらに，内在性の核酸が細胞質で代謝・認識されるメカニズムとして，レトロトランスポゾンの関与が指摘されている．ゲノム上のレトロトランスポゾンから転写された mRNA とともに，自身がコードする逆転写酵素によって合成された ssDNA や RNA：DNA ハイブリッドが，細胞質内でそれぞれ ADAR，TREX1 と SAMHD1，RNaseH2 によって代謝される[1]．実際，*TREX1* 変異 iPS 細胞から分化させた神経細胞において，ゲノムの 20％ を占めるレトロトランスポゾンである LINE1（long interspersed element 1）が蓄積し ISGs の発現が亢進することが示されている[10]．

　AGS 患者の脳内では主にアストロサイトが IFNα を産生することが示されており，それが特徴的な石灰化や白質異常をきたすとされる．皮膚や筋肉においても，体細胞が産生する IFNα が T 細胞を活性化し炎症を惹起するとともに，B 細胞を活性化して自己抗体を産生すると考えられる[11]．

6．病　型

a）AGS1（OMIM#225750）

TREX1 変異による．欧米では AGS2 に次いで 2 番目に多く，本邦では最多の病型である．本邦ではヘテロ接合性変異によるデノボや優性遺伝性の症例が多いのが特徴とされ，体細胞モザイクによる症例も報告されている．出生直後から重度の神経症状を呈し死亡率が高く，早発型として典型的な経過をとる症例が多い．一方，優性遺伝性の症例では凍瘡様皮疹が有意に多くみられることが報告されている．全身性エリテマトーデスの診断基準を満たす症例も報告されており，自己免疫疾患との関連性が強いと考えられる．*TREX1* 変異は AGS のほか，FCL や retinal vasculopathy with cerebral leukodystrophy（RVCL）の病型を示すことがあり，また SLE の疾患感受性遺伝子としても報告されている（表2）．

b）AGS2（OMIM#610181）

RNASEH2B 変異による．欧米では最も多い病型であるが，本邦での報告は少ない．早発型は少なく，生後 1 年以内に発症する遅発型が約 9 割を占める．重度の神経症状を呈する例が多いが，軽症例も報告されている．

c）AGS3（OMIM#610329）

RNASEH2C 変異による．欧米では 1 割程度を占めるとされるが，本邦での報告はまだない．

d）AGS4（OMIM#610333）

RNASEH2A 変異による．欧米でも本邦でも報告は少ない．ほぼ全例が生後 1 年以内に発症し，重度の神経症状を呈する．以上の *RNASEH2A-C* の変異も，SLE の疾患感受性遺伝子として報告されている．

e）AGS5（OMIM#612952）

SAMHD1 変異による．欧米では 1 割強を占めるとされ，本邦でも 2 番目に多い病型である．重度の神経症状を呈する例が多く，脳内大血管障害を伴う症例も報告されているが，軽症例の報告もある．欧米では半数以上の症例に凍瘡様皮疹がみられる．全身性エリテマトーデスやシェーグレン症候群を合併する症例も報告されており，自己免疫疾患との関連性が強いと考えられる．*SAMHD1* 変異も FCL の病型を示すことがある．

f）AGS6（OMIM#615010）

ADAR 変異による．欧米では 7% を占めるとされ，ヘテロ接合性変異による孤発例や優性遺伝性の症例も報告されている．早発型は 1 割以下と少なく，3 割以上の症例は 1 歳以降に発症する．発症までは正常発達を示す症例が多く，軽症例も報告されている．凍瘡様皮疹を認める症例は少ないが，*ADAR* 変異のヘテロ接合によって生じる遺伝性対側性色素異常症（dyschromatosis symmetrica hereditaria；DSH）の家系に生じた，AGS と DSH を合併した症例が本邦から報告され，DSH が AGS6 の東アジア人に特有の皮膚症状である可能性が想定されている[12]．DSH などの網状色素異常症も，I 型 IFN 異常症を背景とした自己炎症性疾患の可能性がある．

g）AGS7（OMIM#615846）

IFIH1 変異による．他の病型と異なり，全例優性遺伝性である．早発型は 2 割程度と少なく，約 3 割の症例は 1 歳以降に発症する．発症までは正常発達を示す症例が多く，軽症例が最も多い病型とされる．急速進行性間質性肺炎を合併する無筋症性皮膚筋炎（ADM）において抗 MDA5 抗体が出現することが知られており，I 型 IFN 異常症との関連が示唆されている．

7．治　療

確立した治療法はなく，対症療法にとどまる．IFNα シグナルを抑える目的で JAK 阻害薬が投与され，有効性が報告されている[13]．また，内因性の RNA の安定化に寄与する逆転写酵素阻害薬の効果も期待されている[10]．

凍瘡様皮疹に対しては，凍瘡に準じてステロイド外用やカルシウム拮抗薬の内服などが行われるが，効果は限定的である．

8．予　後

典型的には，幼少期から重度の神経症状や発達障害を認め，生命予後は悪い．ただ近年，軽症例の報告が増えており，同じ変異を持つ同一家系内で重症度が異なる症例も報告されている[14]．

乳児発症 STING 関連血管炎（SAVI）

1．概念・定義

STING は，DNA ウイルス感染症に対する I 型 IFN 産生に必須のセンサー補助因子として，2009 年に同定された分子である．2014 年に，生後間もなく全身性の炎症とともに皮膚血管障害と炎症性肺疾患を発症した 6 症例において，STING をコードする *STING1*（*STIMULATOR OF INTERFERON RESPONSE cGAMP INTERACTOR 1*）の機能獲得型変異が同定されたことから，命名された疾患（OMIM#615934）である．AGS と並んで自己炎症性 I 型 IFN 異常症の代表である[15)16)]．

2．疫　学

世界で 20 家系 30 症例ほどが報告されているが，本邦では未報告の少数例のみである．

3．臨床症状・検査所見

出生後 8 週間以内に皮膚症状と呼吸器症状にて発症する．多くの症例に発熱を伴うが，熱型や発熱期間は様々である．出生直後から顔面や四肢に紅斑や紫斑を呈することもあるが，寒冷刺激などを契機に頬や耳介，鼻尖などに紅斑を生じ，その中央に潰瘍や壊疽を伴う．指趾先端にも紫斑や潰瘍・壊疽を認め，爪の欠損や形成異常を伴う．大腿や上腕に網状皮斑を呈することもある．ダーモスコピーで爪母を観察すると，毛細血管の不整や係蹄の消失がみられる．

また，乳児期から間質性肺炎や肺線維症を発症し，呼吸機能が低下する．胸部 CT にてすりガラス様などの間質影を両側性に認め，蜂巣肺を呈することもある．

病理組織学的には，皮膚微小血管周囲に核塵を伴う好中球やリンパ球の浸潤やフィブリン析出を認める．STING は，皮膚では主に血管内皮細胞に発現することから，STING の恒常的活性化に伴う血管内皮細胞の活性化がその傷害に関わると考えられる．一方，肺では胸膜下や肺胞壁の気腫性変化，肺実質のリンパ球浸潤と間質の線維化を認め，浸潤するリンパ球は主に B 細胞である．

STINGは，肺では2型肺胞上皮や気管上皮，肺胞マクロファージに発現することが関与すると考えられる．

4．診断

現時点で明確な診断基準は示されていないが，典型的な乳児期発症の発熱を伴う皮膚と肺症状にて疑い，*STING1*遺伝子に疾患関連変異を認めれば確定する．

5．病因・病態

STINGは4回膜貫通型蛋白で，エクソン5〜8の領域がcGAMP結合に関わる．SAVIでみられる変異はこの領域あるいはその近傍にあり，特にSTINGが二量体を形成する部位の近傍あるいは二量体形成に重要なリンカー領域の近傍に位置する．したがって，それらの変異は，STINGの二量体形成を安定化させることによって，I型IFNの転写を亢進させると考えられる．

6．治療

確立した治療法はない．ステロイドをはじめ各種免疫抑制・調節薬，免疫グロブリンはいずれも無効あるいは限定的な効果しかなく，エタナセプト，インフリキシマブ，アナキンラ，トシリズマブ，リツキシマブ，ベリムマブなどの生物学的製剤にても著効は得られていない．間質性肺疾患に対して両側の肺移植を行っても無効だったと報告されている．一方，近年JAK1/2阻害薬のバリシチニブの有効例が報告されており，理論的にも効果が期待される[13]．

7．予後

多くの症例は生後8週までに発症し，原病による臓器障害に合併した肺炎や気管支炎などの呼吸器感染症，蜂窩織炎や壊死性筋膜炎などの皮膚感染症を繰り返す．10歳代で死亡した症例が報告されている一方，3歳以降や20歳以降に発症し，60歳代や80歳代まで生存している高齢患者も報告されている．皮膚と肺以外の合併症として，壊死性肉芽腫性肝炎と胆汁うっ滞性肝炎をきたした症例が1例ずつ報告されている．

家族性凍瘡様ループス（FCL）

前述したように，凍瘡様ループス（chilblain lupus）は皮膚エリテマトーデスの1つであり，全身性エリテマトーデスの皮膚症状のこともあるが，家族性，常染色体優性遺伝性に発症するものをFCLと呼ぶ．I型IFN異常症であることが指摘されてきたが，近年，原因遺伝子が同定され，AGSやSAVIの一病型とも考えられている．

原因として，AGS1の原因である*TREX1*（chilblain lupus 1：OMIM#610448），AGS5の原因である*SAMHD1*（chilblain lupus 2：OMIM#614415），SAVIの原因である*STING1*遺伝子のヘテロ接合性変異が同定されている．AGSにみられる神経症状やSAVIにみられる肺症状を認めないことを特徴とするが，*TREX1*変異を持つ同一家系内に，AGSとFCLの患者双方を認める例も報告されており，厳密には区別できないと考えられる[14]．

ADA2欠損症（DADA2）

1．概念・定義

2014年に，小児期から脳梗塞や脳出血をきたし，若年発症結節性多発動脈炎と呼ばれていた疾患患者のエキソーム解析により，ADA2に変異が見いだされたことから命名された（OMIM#615688）[17]．凍瘡様皮疹との記載はないが，血管炎による皮膚症状を呈し難病に指定されていることから，本稿で紹介する．I型IFN異常症に含められる（表2）が，その発症メカニズムは不明である．

2．疫学

世界で150症例ほどが報告されているが，本邦では数例のみである．

3．臨床症状・検査所見

1歳未満の発症が約24%で，ほとんどが小児期に発症するが，成人発症例も報告されている．症状は非常に多彩で早期診断は難しいとされる．

中小動脈炎による脳血管障害と皮膚症状が特徴であり，前者は50%，後者は75%以上の患者にみ

表 4. DADA2 の診断基準

A．症　状
　① 繰り返す発熱
　② 蔓状皮斑やレイノー症状などの皮膚症状
　③ 麻痺や痺れなどの神経症状
B．検査所見
　① 画像検査：虚血性（時に出血性）梗塞や動脈瘤の存在
　② 組織所見：血管炎の存在
　③ ADA2 活性検査：血漿中 ADA2 酵素活性の明らかな低下
C．遺伝学的検査
　CECR1 遺伝子に機能喪失型変異をホモ接合または複合型ヘテロ接合で認める.
＜診断のカテゴリー＞
　Definite：A の 1 項目＋B① または B②＋B③ または C のいずれかを満たすもの
　Probable：A の 1 項目＋B③ または C のいずれかを満たすもの
＜参考所見＞
　鑑別診断
　他の自己炎症性疾患，全身型若年性特発性関節炎，慢性感染症およびベーチェット病・高安動脈炎などの
　非遺伝性血管炎症候群を除外する

られる．脳血管障害としてはラクナ梗塞が特徴であり，初発症状のこともあるが，脳梗塞と脳出血を繰り返す症例もある．発熱などの炎症症状を伴うことが多いが，ないこともある．皮膚症状としては網状皮斑が特徴的とされるが，皮下結節，指趾の紫斑や壊疽，レイノー症状，口内炎なども認める．

そのほかにも全身各所の血管が障害され，高血圧や動脈瘤，多発神経炎や顔面神経麻痺，眼瞼下垂，感音性難聴，複視，腹痛や腸管壊死，陰嚢痛や精巣上体炎，脂肪織炎や筋痛，関節痛や関節炎など様々な症状が報告されている．

病理組織学的に明らかな血管炎を認める症例もあるが，網状皮斑など血管周囲に好中球とマクロファージ，リンパ球の浸潤を認めるのみで明らかな血管炎を認めない場合もある．

さらに，一部の症例で低ガンマグロブリン血症やリンパ球減少を認め，免疫不全による易感染性を伴う．分類不能型免疫不全症（CVID）と診断されていた症例や，自己免疫性リンパ増殖症候群様症状を呈した症例も報告されている．

多くの症例で CRP や血沈などの炎症マーカーが上昇するが，本疾患を疑えば頭部 MRI や MRA のほか，症状に応じた画像検査や生検による病理検査が必要である．血漿中 ADA2 活性測定により明らかな低下を認める．

4．診　断

難病指定においては，表 4 の診断基準に従い，発熱・皮膚・神経症状のいずれかと画像所見・組織所見と活性低下・疾患関連遺伝子変異のいずれかを認め，他の自己炎症性疾患などが除外できたものを確定（definite），発熱・皮膚・神経症状のいずれかと活性低下・疾患関連遺伝子変異のいずれかを認めたものを疑い（probable）例とする．

5．病因・病態

数十の ADA2 変異が報告されているが，遺伝子型と表現型に明らかな関連はないとされる．ADA2 は，重症複合型免疫不全症をきたす ADA とホモロジーが高いが，ADA がほとんどの細胞に発現するのに対して主に単球・マクロファージにのみ発現し，酵素活性は ADA に比べて著しく低いという違いがある．ADA2 は増殖因子としてマクロファージの分化に作用し，その欠損によって M1 マクロファージへの分化に偏ることで炎症をきたすと考えられている．

6．治　療

インフリキシマブ，アダリムマブなどの抗 TNFα 抗体製剤の有効性が報告され，第一選択とされる．ステロイドは有効であるが，減量に伴い再燃する．カナキヌマブやトシリズマブの効果は不十分とされる．サリドマイドも有効とされているが，神経毒性のため中止した例も報告されている．

脳梗塞と脳出血を繰り返す例があることから，

アスピリンや抗血小板薬は推奨されていない.

一方,免疫不全症状に対し,免疫グロブリン補充や抗生剤・抗ウイルス薬の予防内服も行われている.

7.予 後

繰り返す脳梗塞や脳出血などにより麻痺など各臓器に後遺症を残し,機能的な予後は不良である.

おわりに

AGS,SAVI,FCL を中心に,I 型 IFN 異常症を呈する自己炎症性凍瘡様ループスについてまとめた.I 型 IFN 異常症は,インフラマソーム異常による古典的な自己炎症性疾患を離れ,自己免疫疾患に近い自己炎症性疾患として位置づけることができる.凍瘡というありふれた皮膚症状の窓から,核酸の代謝・認識から I 型 IFN 応答に至る分子メカニズムと,眼前に広がる自己免疫疾患の一端を見通していただきたい.

文 献

1) 岡本圭祐,森尾友宏:核酸シグナル異常による I 型インターフェロン症.医学のあゆみ,**267**:696-702,2018.
2) 小田紘嗣:インターフェロンと疾患.日本臨牀,**76**:1730-1737,2018.
3) Bennet L, Palucka AK, Arch E, et al:Interferon and granulopoiesis signatures in systemic lupus erythematosus blood. *J Exp Med*, **197**:711-723, 2003.
4) Crow YJ:Type I interferonopathies:a novel set of inborn errors of immunity. *Ann N Y Acad Sci*, **1238**:91-98, 2011.
5) Lee-Kirsch MA:The type I interferonopathies. *Annu Rev Med*, **68**:297-315, 2017.
6) Aicardi J, Goutiéres F:A progressive familial encephalopathy in infants with calcification of the basal ganglia and chronic cerebrospinal fluid lymphocytosis. *Ann Neurol*, **15**:49-54, 1984.
7) Crow YJ, Manel N:Aicardi-Goutiéres syndrome and the type I interferonopathies. *Nat Rev Immunol*, **15**:429-440, 2015.
8) 阿部純也,西小森隆太,平家俊男:Aicardi-Goutiéres症候群(AGS),Spondyloenchondrodysplasia with immune dysregulation(SPENCDI).日本臨牀,**76**:1815-1824,2018.
9) Abe J, Nakamura K, Nishikomori R, et al:A nationwide study of Aicardi-Goutiéres syndrome patients indicates a strong association between dominant TREX1 mutations and chilblain lesions:Japanese cohort study. *Rheumatology*(Oxford), **53**:448-458, 2014.
10) Thomas CA, Tejwani L, Trujillo CA, et al:Modeling of TREX1-dependent autoimmune disease using human stem cells highlights L1 accumulation as a source of neuroinflammation. *Cell Stem Cell*, **21**:319-331, 2017.
11) Gall A, Treuting P, Elkon KB, et al:Autoimmunity initiates in nonhematopoietic cells and progresses via lymphocytes in an interferon-dependent autoimmune disease. *Immunity*, **36**:120-131, 2012.
12) Kono M, Matsumoto F, Suzuki Y, et al:Dyschromatosis symmetrica hereditaria and Aicardi-Goutiéres syndrome 6 are phenotypic variants caused by ADAR1 mutations. *J Invest Dermatol*, **136**:875-878, 2016.
13) Sanchez GAM, Reinhardt A, Ramsey S, et al:JAK1/2 inhibition with baricitinib in the treatment of autoinflammatory interferonopathies. *J Clin Invest*, **128**:3041-3052, 2018.
14) 花見由華,山本俊幸,金澤伸雄ほか:【自己と対峙する皮膚疾患の治療と病態—皮膚エリテマトーデス,中條-西村症候群を中心に—】エカルディ・グティエール症候群(家族性凍瘡様ループス)の父子例—当初中條-西村症候群を疑った症例.*J Visual Dermatol*, **16**:133-135, 2017.
15) Liu Y, Jesus AA, Marrero B, et al:Activated STING in a vascular and pulmonary syndrome. *N Engl J Med*, **371**:507-518, 2014.
16) 河合利尚:乳児発症 STING 関連血管炎.日本臨牀,**76**:1825-1831,2018.
17) 井澤和司,仁平寛士,西小森隆太:アデノシンデアミナーゼ-2(ADA2)欠損症.日本臨牀,**76**:1804-1808,2018.

MB Derma，**293**：53-56，2020.

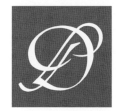

◆特集／まるわかり！自己炎症性疾患

DITRA，CAMPS/自己炎症性角化症

武市拓也*

Key words：インターロイキン 36 受容体アンタゴニスト欠損症（deficiency of IL-36 receptor antagonist；DITRA），CARD14 関連乾癬（CARD14 mediated psoriasis；CAMPS），自己炎症性角化症（autoinflammatory keratinization diseases；AiKD），汎発性膿疱性乾癬（generalized pustular psoriasis；GPP）

Abstract 自己炎症性発症機序を有する一連の炎症性角化症を包括する疾患概念が，「自己炎症性角化症（autoinflammatory keratinization diseases；AiKD）」である．AiKD として，*IL36RN* 遺伝子の機能喪失変異を発症因子として有する汎発性膿疱性乾癬（deficiency of IL-36 receptor antagonist；DITRA），*CARD14* 遺伝子の機能獲得多型に関連した乾癬とその類症（CARD14 mediated psoriasis；CAMPS），*CARD14* 遺伝子の機能獲得変異による毛孔性紅色粃糠疹 V 型，*NLRP1* 遺伝子変異を病因とする familial keratosis lichenoides chronica などが認知されている．難病も含まれる AiKD の診療においては，遺伝子変異検索は早期診断の助けとなり，効果的な治療法の選択へと繋げることができる．本稿では DITRA と CAMPS を中心に，AiKD の病態と治療について，最近の知見を加えて詳しく紹介する．

はじめに

2017 年我々は，皮膚を炎症の主座とし，時として全身炎症をきたす新しい疾患概念，自己炎症性角化症（autoinflammatory keratinization diseases；AiKD）を提唱した[1]．AiKD とは，以下に述べる 4 つの特徴を満たす概念である．① 表皮と真皮浅層を炎症の主座とすること，② 表皮と真皮浅層の炎症が過角化をきたすこと，③ 疾患の発症因子は，遺伝的な素因による，表皮と真皮浅層での自己炎症であること，④ 疾患の発症機序として，自己炎症性の機序だけでなく，自己炎症性機序と自己免疫的機序の混合した病態を有する疾患も含むこと[2]．具体的な疾患としては，インターロイキン 36（interleukin-36；IL-36）受容体アンタゴニスト欠損症（deficiency of IL-36 receptor

antagonist；DITRA）や CARD14（caspase recruitment domain family member 14）関連乾癬（CARD14 mediated psoriasis；CAMPS）などが AiKD に含まれる．この概念で各疾患をとらえることは，病態の正確な理解を可能とし，適切な治療法の選択へと繋がる．本稿では DITRA と CAMPS を中心に，AiKD の病態と治療について，最近の知見を加えて詳しく紹介する．

DITRA とは

汎発性膿疱性乾癬（generalized pustular psoriasis；GPP）は，膿疱性乾癬のなかで，発熱，全身倦怠感，発赤や四肢のむくみとともに全身に膿疱が出現する重症な病型である．生涯にわたり再発を繰り返し，時に致死性となる，全身の自己炎症性疾患ととらえることができる．2011 年に，家族内に患者が多くみられる家族性 GPP について，その病因が IL-36 受容体アンタゴニストの欠損であることが報告された[3][4]．その後我々の研究グルー

* Takuya TAKEICHI，〒466-8550 名古屋市昭和区鶴舞町 65 名古屋大学大学院医学系研究科皮膚病態学分野，助教

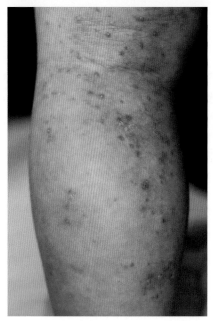

図 1. DITRA患者（1歳男児）の左下肢後面に
　　散在する小膿疱

プは，尋常性乾癬が先行しないGPPの患者の8割
以上はDITRAであることを明らかにした（図
1）[5)6)]．逆に，尋常性乾癬が先行するGPPでは，
DITRAはほとんどみられないことを証明した．
DITRAの皮膚組織では，IL-36受容体アンタゴニ
ストの機能低下のために，健常人の皮膚組織と比
較して，IL-36受容体を介した炎症活性化のシグ
ナルが亢進しやすくなっていると考えられる．
DITRAは，ウイルスや細菌感染症，レチノイド
の中止，月経や妊娠を契機に増悪することが多い
が，これらが引き金となり，自己炎症のサイクル
が引き起こされている．

DITRAの診断・治療

　したがって，GPP患者の診療においては，まず
尋常性乾癬が先行しているかどうか病歴を詳細に
調べ，DITRAの可能性を考えることが重要であ
る．DITRAを疑った場合は，*IL36RN*遺伝子変
異検索を行う．DITRAは，基本的には常染色体
劣性遺伝形式を背景とするが，時にはヘテロ接合
体変異を背景としても発症することが報告されて
いる．正確な遺伝子診断を行うことは，DITRAの
早期診断・早期治療介入に繋がる．
　DITRAの患者は，DITRAではない（*IL36RN*

遺伝子変異を持たない）GPP患者と比較して，疾
患の重症度に違いがないという報告と[7)]，DITRA
患者のほうがより重篤であるという[8)]，結果の異
なる報告がある．また，解析されている症例数は
少ないが，DITRA患者とDITRAではないGPP
患者の間に，薬剤感受性の違いがないことが報告
されている[9)]．したがって，現在のところは，
DITRAの治療はGPPの治療に準ずる．近年では，
エトレチナートやステロイド全身投与に加えて，
生物学的製剤や，顆粒球吸着療法を使用した
DITRAの治療報告があるが，DITRA治療の評価
のためには，さらに多くの症例報告が必要と考え
られる．

CAMPSとは

　2012年，家族性乾癬家系において，*CARD14*遺
伝子の変異がみられることが報告された[10)]．同じ
年に，家族性毛孔性紅色粃糠疹の家系において
も，*CARD14*遺伝子の変異が報告されている[11)]．
さらに，GPPや掌蹠膿疱性乾癬においても，
*CARD14*遺伝子の多型との関連性が報告されて
いる．CARD14は，NFκBを活性化して，様々な
ケモカインを誘導し，炎症を惹起する分子で，
*CARD14*遺伝子に変異がある患者の皮膚組織で
は，表皮の角化細胞でこのNFκBの活性が亢進
し，炎症が過剰に引き起こされると考えられてい
る（図2）．また，最近我々は，常染色体優性遺伝
形式をとり三世代にわたるGPP家系について，
*CARD14*遺伝子の変異をヘテロ接合体で同定し，
本家系を，*CARD14*遺伝子変異による常染色体優
性遺伝形式をとるGPPの家系として報告した[12)]．

CAMPSの診断・治療

　我々が日常診療で遭遇する尋常性乾癬や膿疱性
乾癬患者のなかで，CAMPSの患者が占める割合
はごくわずかであるという報告もあるが[13)]，家族
歴からCAMPSを疑った場合は，積極的に
*CARD14*遺伝子変異検索を行うことが重要であ
る．CAMPSは，*CARD14*遺伝子の機能獲得変異

/多型を発症因子とし，主に常染色体優性遺伝形式をとるが，浸透率は高くない[14]．CARD14遺伝子変異/多型の病原性評価のために，NFκBの免疫染色が有効の場合がある[15]．

　CAMPSの症例は稀なため，治療まで詳細に記述されている論文は多くないが，抗インターロイキン12/23p40抗体製剤が有効であったという複数の報告がある[14]．また尋常性乾癬の患者のなかで，特定のCARD14遺伝子多型の保持の有無により，抗TNF-α抗体製剤の有効率が異なることも報告されている[16]．したがって，CARD14遺伝子の変異解析は，CAMPSの早期診断や血縁者の発症予測のみならず，薬剤の感受性ならびに薬剤選択にも有用なバイオマーカーとなる可能性がある．

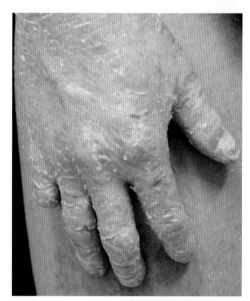

図2．CAMPS患者（20歳女性）の右手背・手指指背にみられる，亀裂を伴う過角化と白色鱗屑

おわりに

　本稿では，AiKDのなかからDITRAとCAMPSに焦点を当て，その病態から診断・治療までを紹介した．近年の分子生物学技術の発達に伴って，皮膚科学分野においても，プレシジョンメディシンが可能な時代になった．難病が含まれるAiKDに関しても，遺伝子変異検索は臨床診断を助け，効果的な治療法の選択へと繋げることができる．最近我々は，GPP患者の中でのDITRAの占める割合が，民族間で大きく異なることをまとめ，発表した[17]．DITRAやCAMPSをはじめとしたGPPはheterogeneousな疾患であるが，迅速な遺伝子診断を用いて，それぞれの患者に合った最適な医療を届けることが，求められている．

文　献

1) Akiyama M, Takeichi T, McGrath JA, et al：Autoinflammatory keratinization diseases. *J Allergy Clin Immunol*, **140**：1545-1547, 2017.

2) Akiyama M, Takeichi T, McGrath JA, et al：Autoinflammatory keratinization diseases：An emerging concept encompassing various inflammatory keratinization disorders of the skin. *J Dermatol Sci*, **90**：105-111, 2018.

3) Marrakchi S, Guigue P, Renshaw BR, et al：Interleukin-36-receptor antagonist deficiency and generalized pustular psoriasis. *N Engl J Med*, **365**：620-628, 2011.

4) Onoufriadis A, Simpson MA, Pink AE, et al：Mutations in IL36RN/IL1F5 are associated with the severe episodic inflammatory skin disease known as generalized pustular psoriasis. *Am J Hum Genet*, **89**：432-437, 2011.

5) Sugiura K, Takemoto A, Yamaguchi M, et al：The majority of generalized pustular psoriasis without psoriasis vulgaris is caused by deficiency of interleukin-36 receptor antagonist. *J Invest Dermatol*, **133**：2514-2521, 2013.

6) Takeichi T, Togawa Y, Okuno Y, et al：A newly revealed IL36RN mutation in sibling cases complements our IL36RN mutation statistics for generalized pustular psoriasis. *J Dermatol Sci*, **85**：58-60, 2017.

7) Setta-Kaffetzi N, Navarini AA, Patel VM, et al：Rare pathogenic variants in IL36RN underlie a spectrum of psoriasis-associated pustular phenotypes. *J Invest Dermatol*, **133**：1366-1369, 2013.

8) Hussain S, Berki DM, Choon SE, et al：IL36RN mutations define a severe autoinflammatory phenotype of generalized pustular psoriasis. *J Allergy Clin Immunol*, **135**：1067-1070. e9, 2015.

9) Wilsmann-Theis D, Schnell LM, Ralser-Isselstein V, et al : Successful treatment with interleukin-17A antagonists of generalized pustular psoriasis in patients without IL36RN mutations. *J Dermatol*, **45** : 850-854, 2018.

10) Jordan CT, Cao L, Roberson ED, et al : Rare and common variants in CARD14, encoding an epidermal regulator of NF-kappaB, in psoriasis. *Am J Hum Genet*, **90** : 796-808, 2012.

11) Fuchs-Telem D, Sarig O, van Steensel MA, et al : Familial pityriasis rubra pilaris is caused by mutations in CARD14. *Am J Hum Genet*, **91** : 163-170, 2012.

12) Takeichi T, Kobayashi A, Ogawa E, et al : Autosomal dominant familial generalized pustular psoriasis caused by a CARD14 mutation. *Br J Dermatol*, **177** : e133-e135, 2017.

13) Twelves S, Mostafa A, Dand N, et al : Clinical and genetic differences between pustular psoriasis subtypes. *J Allergy Clin Immunol*, **143** : 1021-1026, 2019.

14) Eytan O, Sarig O, Sprecher E, et al : Clinical response to ustekinumab in familial pityriasis rubra pilaris caused by a novel mutation in CARD14. *Br J Dermatol*, **171** : 420-422, 2014.

15) Takeichi T, Sugiura K, Nomura T, et al : Pityriasis rubra pilaris type V as an autoinflammatory disease by CARD14 mutations. *JAMA Dermatol*, **153** : 66-70, 2017.

16) Coto-Segura P, González-Fernández D, Batalla A, et al : Common and rare CARD14 gene variants affect the antitumour necrosis factor response among patients with psoriasis. *Br J Dermatol*, **175** : 134-141, 2016.

17) Takeichi T, Akiyama M : Generalised pustular psoriasis : clinical management and update on autoinflammatory aspects. *Am J Clin Dermatol* (in press).

MB Derma, 293：57-62, 2020.

◆特集／まるわかり！自己炎症性疾患

HAE/自己炎症性血管性浮腫

岩本和真*

Key words：血管性浮腫(angioedema)，遺伝性血管性浮腫(hereditary angioedema)，C1 インヒビター(C1 inhibitor)，ブラジキニン(bradykinin)，イカチバント(icatibant)

Abstract　遺伝性血管性浮腫(hereditary angioedema；HAE)は C1 インヒビター(C1-INH)遺伝子(*SERPING1*)の異常による遺伝性疾患であり，皮膚や消化管に突発的な浮腫を引き起こす．生命に関わる重篤な浮腫を引き起こすこともあるため，早期に HAE と診断し，発作時には C1-INH 製剤やブラジキニン B2 受容体拮抗薬による治療を行うことが重要である．本稿では，HAE とクリオピリン関連周期熱症候群との鑑別点を挙げるとともに，HAE の診断および治療，患者指導について述べる．

はじめに

　血管性浮腫は皮膚，粘膜の限局した範囲に出現する深部浮腫であり，蕁麻疹と同様に皮膚微小血管の透過性の亢進により組織が腫脹し生じる．遺伝性血管性浮腫(hereditary angioedema；HAE)はC1インヒビター(C1-INH)遺伝子(*SERPING1*)の異常による遺伝性疾患であり，顔面や四肢の浮腫，および腸管の浮腫による腹痛が生じる．また，強い気道浮腫を生じると窒息の危険性があるため，特に注意が必要である(図1)[1]．浮腫形成の病態として，通常の蕁麻疹と同様にマスト細胞が関与するものと，ブラジキニンが関与するものがあるが，浮腫の形態からは区別は困難である[2]．そのため，血管性浮腫の診療においては，NSAIDsをはじめとする薬剤や，IgE を介したアレルギー性の機序，ブラジキニン起因性などの病型診断を行い，それに応じた適切な治療の設定が必要である．

* Kazumasa IWAMOTO，〒734-8551 広島市南区霞 1-2-3　広島大学大学院 医系科学研究科 皮膚科学，助教

疾患について(HAE を疑うポイント)

　HAE は C1-INH 遺伝子の異常により生じ，常染色体優性(顕性)の遺伝形式をとる．HAE 全体の約75％は家族歴があるが，残り約25％は孤発例(*de novo* 変異)とされる[1]．そのため，遺伝性疾患であるが，家族歴の有無のみでは HAE を除外することができない．C1-INH 遺伝子は，補体，カリクレイン-キニン系，血液凝固など様々なカスケードを制御しており，HAE では C1-INH の機能が低下しているために，カリクレイン-キニン系の反応が亢進し，過剰なブラジキニンが産生され，浮腫を引き起こす[3]．

　HAE の有病率は，国際ガイドライン(WAO ガイドライン)[1]では 5 万人に 1 人とされるが，本邦では2014年の段階で診断された患者は171名にとどまっている[4]．本邦での患者数は，推定数より少なく欧米との人種差などの影響も考慮されるが，まだ診断されていない症例があると思われる．

　多くは 20 歳ごろまでに皮膚や粘膜に浮腫が発症し，繰り返す皮膚の腫脹や腹痛などの症状が HAE の特徴である．浮腫は様々な部位で生じ(図1-a)，ときに致死的な喉頭浮腫(図1-b)を引き起こすため注意が必要である．Bork らは，HAE 患

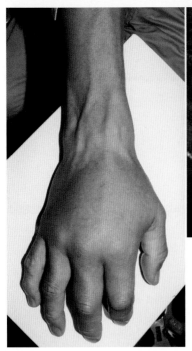
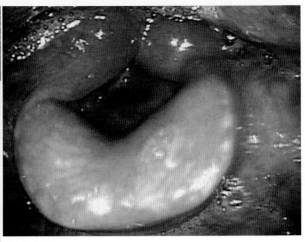

a | b

図 1.
HAE の症状
　a：右手背の著明な浮腫
　b：喉頭浮腫

者の約半数が喉頭浮腫を経験しており，平均26歳で初発したと報告している[5]．浮腫を繰り返しても，腹痛のみで皮膚の腫脹がない場合，明らかな誘引（外傷など）がない場合，発作頻度が低い例では，HAE と診断されず見過ごされる場合もある．実際，本邦の調査では HAE と診断されるまで平均13.8年を要しており[4]，HAE の早期診断のためには，以下のような項目を見逃さないことが重要となる．

・皮下および粘膜下浮腫
・消化器症状（腹痛，吐き気，嘔吐）
・喉頭浮腫
・家族歴
・多くは 10〜20 歳代での発症（ただし，あらゆる年齢で発症しうる）

HAE の診断アルゴリズム（図 2）

血管性浮腫は HAE のほかにも薬剤（NSAIDs など）や食品など様々な原因により生じるが，どの病型でも同様の臨床症状を呈するため，視診のみでの鑑別はできない．また，HAE はマスト細胞の活性化により遊離されるヒスタミンによる血管性浮腫とは異なり，ブラジキニンがメディエーターとなるため，通常は蕁麻疹（膨疹）を伴わない．

HAE の診断には，スクリーニング検査として，補体 C4 と C1-INH 活性を測定する．C4 は有用なマーカーであり，発作時には多くの場合で低下している．さらに C1-INH 活性が低下（多くは測定感度以下）していれば HAE と診断できる[1]．C1-INH 定量は，1 型と 2 型の病型診断のためには必要であるが，本邦では保険適用外である．遺伝子検査[6]は確定診断には必須ではないが，検査値が変動する症例などでは有用となることがある．しかし，特に小児例では遺伝子検査に伴う心理的な負担なども考慮する必要がある．

これらのスクリーニング検査で異常の出ない HAE with normal C1-INH（3 型）については，現在のところ F12[7]，angiopoietin-1[8]，plasminogen[9] の特定の遺伝子に，一部の患者で異常が見つかることが報告されている．しかし，全ての患者で遺伝子異常が見つかるわけではないため，診断は臨床症状と明らかな家族歴に基づき行う．2018 年，本邦からも遺伝子異常が同定された 3 型の家系が報告されている[10]．

クリオピリン関連周期熱症候群との鑑別点

クリオピリン関連周期熱症候群では，発熱，関節痛および皮膚症状として蕁麻疹様皮疹を呈す

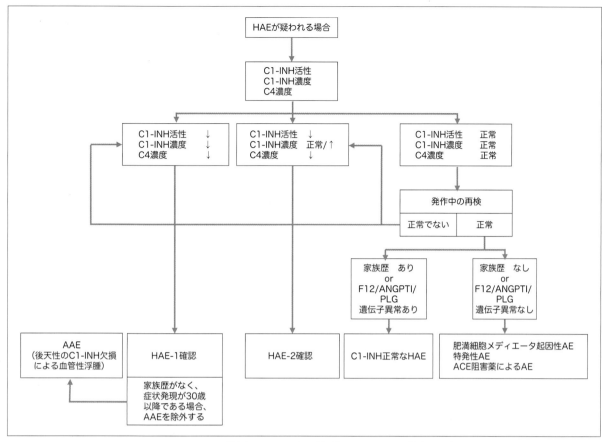

図 2. HAE の診断アルゴリズム（文献 1 より引用，筆者和訳）
AE：血管性浮腫，HAE：遺伝性血管性浮腫，AAE：後天性血管性浮腫，F12：factor XII，
ANGPTI：angiopoietin-1，PLG：plasminogen

る．NLRP3 遺伝子の機能獲得変異により，主に出生直後～10 歳くらいまでに発症することが多い．皮疹は 24 時間以内に消退し，炎症性サイトカインである IL-1β の過剰産生されることが基本病態である[11]．

一方，HAE では主に青年期に発症し，我々が行った本邦の疫学調査では平均 18 歳で初発症状を自覚していた[12]．また，C1-INH 遺伝子の異常によるブラジキニンの過剰産生が原因であり，浮腫は 24 時間以上持続することも多い．浮腫の出現前に，erythema marginatum と呼ばれる輪状紅斑が出現することがあるが，通常蕁麻疹は伴わない．

治 療

HAE の治療については，発作時，短期予防（手術などで浮腫が誘発されることが予想される場合

に備える），長期予防（発作の出現頻度を減らす）の 3 つの観点より計画する．以下に国際ガイドラインで推奨されている治療を紹介する[1]（図 3）．

1．発作時

突然の手足の腫脹や腹痛などの消化管症状，喉の腫れ（息苦しさ）がある場合には，速やかな C1-INH 製剤による補充治療やブラジキニン B2 受容体ブロッカー（イカチバント）による治療を行う．腫脹は複数部位（皮膚と消化管など）で同時に生じる場合や，拡大・進展して重篤となる場合があるため，症状が軽症にみえる場合でも治療を行うことが望ましい．C1-INH 製剤，ブラジキニン B2 受容体ブロッカーはともに速やかな治療効果が期待できるため，どちらの薬剤を用いても問題なく，医療機関ですぐに入手できる薬剤を投与する．なお，ブラジキニン B2 受容体ブロッカーは在宅自

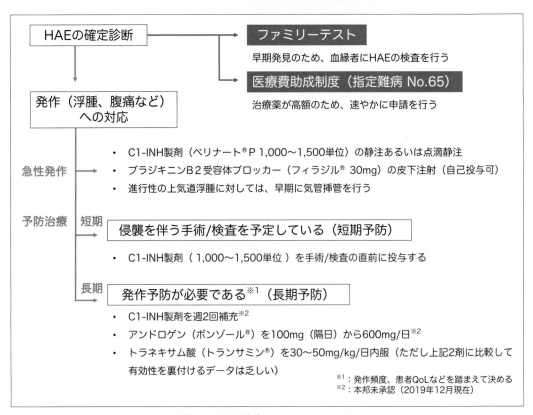

図 3. HAE 治療のフローチャート
(秀 道広(編):じんましん病型別治療ガイド,クリニコ出版,2019.より引用)

己注射が承認されており,自宅でのオンデマンド治療が可能である.ただし,在宅療法の注意点として,疼痛を伴う注射部位反応を生じることが多いため,適切な注射の手技の習得,また喉頭浮腫の場合には自己注射後も医療機関へ受診するよう指導する.蕁麻疹やアナフィラキシーの治療で用いられる抗ヒスタミン薬,ステロイド,アドレナリン筋注などは効果がないため使用しない.上気道に浮腫が及ぶ場合には窒息のリスクがあるため,ためらうことなく気管挿管などにより気道を確保する.

2. 短期予防

HAE 発作の誘因として,抜歯などの歯科治療や出産,外科手術,検査(気管支鏡など)等における侵襲を伴う処置が知られている.それらの処置前に C1-INH を補充(1,000 単位あるいは 20 単位/kg)し,浮腫の出現のリスクを下げることが推奨されている.なお,本邦でも 2017 年より侵襲を伴う処置による HAE 発作の抑制を目的とした C1-INH 製剤の予防的投与が保険適用(侵襲を伴う処置前の 6 時間以内に 1,000〜1,500 国際単位を投与)となった.

3. 長期予防

定期的に薬剤を内服して,浮腫の出現を抑制し,それに伴う患者負担を軽減することが目的である.C1-INH 製剤の補充が,最も病態に即した治療法として国際ガイドラインでは推奨されているが,本邦では保険適用外である.そのため,現実的にはアンドロゲンやトラネキサム酸が臨床現場では使用されている[4].アンドロゲン(ボンゾール®)は肝臓に作用し,C1-INH の産生を増加させるが,本邦では子宮内膜症と乳腺症にしか保険適用がなく,また肝障害や男性化などの副作用がある.トラネキサム酸(トランサミン®)は蕁麻疹や血管性浮腫にしばしば用いられるが,HAE に対する予防効果については十分なデータがないため,国際ガイドラインではその使用は推奨されていない.

図 4. HAE 患者カード

私は、遺伝性血管性浮腫(HAE)の患者です。

氏 名		生年月日	年 月 日
住 所	〒		
電 話		携 帯	
緊急連絡先	氏 名	電 話	
医療機関 かかりつけ	医師名		
	医療機関名・診療科		
	連絡先電話	( )	

遺伝性血管性浮腫治療薬 ベリナート®で治療している方へ

次のような症状がでた場合は、遺伝性血管性浮腫による発作の場合があります。すぐに裏面の病院を受診してください。特に、息苦しいときは、救急車を利用し、速やかな気道確保が必要です。急激に呼吸が困難におちいる恐れがあります。

- □ くちびる、まぶた、舌、口の中、顔、首が大きくはれる
- □ のどがつまる、息苦しい、話しづらい
- □ お腹が痛む、下痢、嘔吐がある
- □ 手、足がはれる

遺伝性血管性浮腫治療薬 ベリナート®で治療している方へ

次のような場合、事前のC1-インヒビター製剤の投与を行うことで発作を抑えることができます。ただし、事前に投与をしても発作を起こすことがありますので、処置後であっても発作の症状がでた場合は、速やかに主治医の先生に連絡し病院を受診してください。

- ● 歯科治療
- ● 手術
- ● 分娩
- ● 気管支鏡、内視鏡検査
- ● その他

※その他の発作を起こす危険性については主治医の先生とご相談ください。

遺伝性血管性浮腫の治療可能な医療機関については、以下のサイトをご参照ください。
HAE情報センター http://www.hae-info.jp/

受診医療機関の先生方へ

この患者さんは、遺伝性血管性浮腫の患者さんです。
遺伝性血管性浮腫は、急に全身のあらゆる箇所が腫れることがあり、C1インヒビター製剤の投与が必要となる場合があります。この患者さんが、本カードに記載された症状を訴えている症状を呈している場合、C1インヒビター製剤の投与を念頭においていただくようお願いします。また、侵襲を伴う処置が必要な場合もC1インヒビター製剤の予防投与をお願いします。ただし、予防投与を行った場合でも発作を起こす可能性がありますので処置中、処置後も患者さんの状態を観察してください。
必要に応じて、かかりつけ医療機関の先生にご連絡ください。
遺伝性血管性浮腫については、以下のサイトをご参照ください。
HAE情報センター http://www.hae-info.jp/

BTMK030

図 4. HAE 患者カード
(遺伝性血管性浮腫 HAE 情報センター(http://www.hae-info.jp/materials/card.html)より引用)

医療費助成制度

HAE は指定難病に定められており、成人(65.原発性免疫不全症候群の ⑦ 先天性補体欠損症)と小児(10. 免疫疾患の 50. 遺伝性血管性浮腫)の項目に包括されている。治療に用いる C1-INH 製剤(約10万円)やブラジキニン B2 受容体ブロッカー(約30万円)は高額であるため、診断後は患者に指定難病における医療費助成制度について説明を行い、申請をすすめる。

患者・家族への指導

HAE はいつ発作が起こるかわからないが、過労や肉体的なストレスがかかりすぎないようにするなど、できるだけ発作の誘引は減らすように努力する。手術や検査の時にはあらかじめ担当医に相談をしておく。また、日常の発作状況を担当医と共有するため、治療日誌アプリ(HAE ノート、https://www.harefukutsuu-hae.jp/app/)の活用も有効である。旅行や出張中に発作が生じ、かかりつけ医療機関を受診できない場合に備えて、ブラジキニン B2 受容体ブロッカーや HAE の患者カード(図4)を携帯するように指導する。これにより治療開始までにかかる時間の短縮が期待できる。

HAE の発作頻度は患者ごとに異なるため、家系に HAE の患者がいる場合には、家族のスクリーニングを行い、早期発見につなげる。あらかじめ診断できることで、発症時の対応や治療がスムーズとなり、窒息による死亡のリスクを減らすことができる。

キーポイント

1) 遺伝性血管性浮腫(HAE)は、C1 インヒビター(C1-INH)の異常により、皮膚や消化管に突発的な浮腫を引き起こす疾患である。常染色体優性(顕性)遺伝であるが、孤発例もある。

2) 上気道に浮腫を生じた場合には、喉頭浮腫により窒息に陥る危険性があるため、緊急対応が必要である。

3）浮腫発作には速やかに C1-INH 製剤，ある
いはブラジキニン B2 受容体ブロッカーで治療を
行う．蕁麻疹や他の血管性浮腫の治療に用いられ
る抗ヒスタミン薬やステロイド，エピネフリンは
無効である．

文　献

1) Maurer M, Magerl M, Ansotegui I, et al：The international WAO/EAACI guideline for the management of hereditary angioedema—The 2017 revision and update. *Allergy*, **73**：1575-1596, 2018.

2) 秀　道広ほか：蕁麻疹診療ガイドライン 2018. 日皮会誌, **128**：2503-2624, 2018.

3) Zuraw BL：Clinical practice. Hereditary angioedema. *N Engl J Med*, **359**：1027-1036, 2008.

4) Ohsawa I, Honda D, Nagamachi S, et al：Clinical manifestations, diagnosis, and treatment of hereditary angioedema：survey data from 94 physicians in Japan. *Ann Allergy Asthma Immunol*, **114**：492-498, 2015.

5) Bork K, Hardt J, Schicketanz KH, et al：Clinical studies of sudden upper airway obstruction in patients with hereditary angioedema due to C1 esterase inhibitor deficiency. *Arch Intern Med*, **163**：1229-1235, 2003.

6) Iwamoto K, Tanaka A, Hiragun M, et al：Novel and recurrent C1 inhibitor gene mutations in nine Japanese patients with hereditary angioedema. *J Dermatol Sci*, **68**：68-70, 2012.

7) Dewald G, Bork K：Missense mutations in the coagulation factor XII(Hageman factor)gene in hereditary angioedema with normal C1 inhibitor. *Biochem Biophys Res Commun*, **343**：1286-1289, 2006.

8) Bafunno V, Firinu D, D'Apolito M, et al：Mutation of the angiopoietin-1 gene(ANGPT1)associates with a new type of hereditary angioedema. *J Allergy Clin Immunol*, **141**：1009-1017, 2018.

9) Bork K, Wulff K, Steinmüller-Magin L, et al：Hereditary angioedema with a mutation in the plasminogen gene. *Allergy*, **73**：442-450, 2018.

10) Yakushiji H, Hashimura C, Fukuoka K, et al：A missense mutation of the plasminogen gene in hereditary angioedema with normal C1 inhibitor in Japan. *Allergy*, **73**：1-8, 2018.

11) 日本小児リウマチ学会(編)：自己炎症性疾患診療ガイドライン 2017, 診断と治療社, 2017.

12) Iwamoto K, Yamamoto B, Ohsawa I, et al：The diagnosis and treatment of Hereditary Angioedema patients in Japan：A patient reported outcome survey. アレルギー, **68**：428, 2019.

MB Derma, **293**：63-69, 2020.

◆特集／まるわかり！自己炎症性疾患

GCD／自己炎症性水疱症

橋本　隆*¹　金澤伸雄*²　井上徳光*³　鶴田大輔*⁴

Key words：C3 腎症（C3 glomerulopathy），顆粒状 C3 皮膚症（granular C3 dermatosis），自己炎症性水疱症（autoinflammatory bullous disease），自己免疫性水疱症（autoimmune bullous disease），ジューリング疱疹状皮膚炎（dermatitis herpetiformis Duhring），表皮下水疱症（subepidermal bullous disease），表皮基底膜部（epidermal basement membrane zone），補体活性化経路（complement activation pathway）

Abstract　新しい疾患概念として提唱した顆粒状 C3 皮膚症（granular C3 dermatosis；GCD）について，その所見，病因などについて述べる．GCD は臨床的に主にジューリング疱疹状皮膚炎（DH）類似の水疱・紅斑・湿疹様病変を示し，組織学的には主に好中球・好酸球の浸潤を伴う表皮下水疱・浮腫を示し，病変皮膚生検の蛍光抗体直接法検査で表皮基底膜部に C3 と C5b-9 の顆粒状沈着を認めるが，免疫グロブリンや他の補体成分の沈着はない．各種血清検査で皮膚に対する自己抗体や DH 特異的 IgA 抗体は陰性．C3 の皮膚への沈着の機序はまだ不明であるが，補体活性化経路の第 2 経路の関与が想定される．好中球遊走サイトカインや IL36RN 遺伝子変異の関与を示唆する新知見もある．補体系は自然免疫に属することから，GCD を自己炎症性疾患の範疇に属する疾患と考え自己炎症性水疱症という概念を提唱する．

はじめに

2016 年，私どもは，顆粒状 C3 皮膚症（granular C3 dermatosis；GCD）と名づけた新しい水疱性皮膚疾患概念を提唱し，20 例の GCD 症例の報告と各種検査結果および基礎実験結果を報告した[1]．本稿では，GCD についてその疾患概念，各種所見を解説し，久留米大学の症例の情報や未公開写真を簡単に紹介するとともに，GCD の病態および自己炎症性疾患との関連について考察する．なお，これまでに国内の学会で，表皮基底膜部（basement membrane zone；BMZ）に顆粒状の C3 沈着を認めた症例が C3 疱疹状皮膚炎（C3 dermatitis herpetiformis；C3DH）として報告されていたが，同一疾患である．また，最近，私どものグループは線状皮膚炎様の皮疹を示した GCD の 1 症例を論文報告したが[2]，まだ海外から GCD と診断された症例の報告はない．

GCD について

GCD は，① 臨床的に主としてジューリング疱疹状皮膚炎（dermatitis herpetiformis Duhring；DH）類似の皮膚症状を示し，② 組織学的に主として好中球を主体とし好酸球・リンパ球を混じる炎症性細胞浸潤を伴う表皮下水疱/浮腫と液状変性を示し，③ 生検皮膚の蛍光抗体直接法（direct immunofluorescence；DIF）で，C3 と C5b-9 の BMZ への顆粒状沈着を示すが，IgA を含め他の免疫グロブリンや補体成分の沈着はなく，④ 蛍光抗

*¹ Takashi HASHIMOTO，〒545-8585 大阪市阿倍野区旭町 1-4-3　大阪市立大学大学院医学研究科皮膚病態学，特任教授
*² Nobuo KANAZAWA，和歌山県立医科大学皮膚科，准教授
*³ Norimitsu INOUE，同大学分子遺伝学，教授
*⁴ Daisuke TSURUTA，大阪市立大学大学院医学研究科皮膚病態学，教授

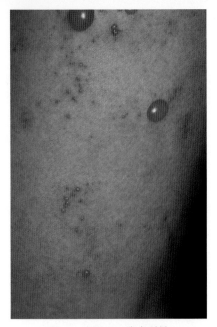

図 1. 症例 1 の臨床所見

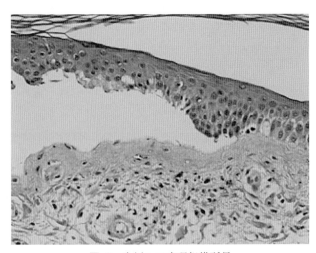

図 2. 症例 1 の病理組織所見

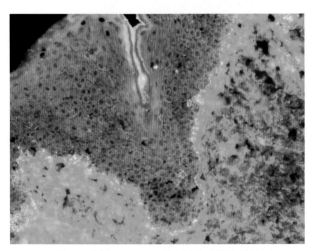

図 3. 症例 1 の C3 の蛍光抗体直接法所見

体間接法，免疫ブロット法，ELISA 法などの検査法で患者血清中に自己抗体は検出されず，⑤DDS 内服，低用量のステロイド内服，ステロイド外用に反応する良性の臨床経過を示すという特徴を示す[1].

臨床的な鑑別診断としては，DH のほかに，線状 IgA 水疱性皮膚症，水疱性類天疱瘡などの各種自己免疫性水疱症が挙げられる.

私どもが報告した 20 症例では，性差はなく，発症年齢は 8〜83 歳（平均 61.2 歳）で，ほとんどの症例は強い瘙痒を訴えた[1]. 臨床的に，皮疹は多様

性に富み，約半数の症例では DH 様の環状紅斑と紅斑周囲の小水疱および湿疹様変化がみられたが，7 症例では明らかな水疱形成はなく，また水疱性類天疱瘡様の緊満性水疱や痒疹様の丘疹，水疱を伴わない環状紅斑を示す症例もあった[1].

症例報告

私どもの以前の報告[1]で検討した症例のなかで，久留米大学皮膚科で経験し，まだその臨床，組織，DIF 所見が未公開の 2 症例について簡単に紹介する.

＜症例 1＞56 歳，男性

全身の緊満性水疱と紅斑性皮疹（図 1）. 組織学的に表皮下水疱と好中球・好酸球・リンパ球の炎症性細胞浸潤（図 2），生検皮膚の DIF にて C3 の BMZ への顆粒状の沈着を認めたが（図 3），免疫グロブリンや他の補体因子の沈着はなかった. 正常ヒト皮膚と 1 M 食塩水剝離皮膚を用いた蛍光抗体間接法，BP180，BP230，LAD-1 の ELISA，ヒト表皮抽出液，BP180 NC16a 部位リコンビナント，BP180 C 末端部位リコンビナント蛋白，濃縮 HaCaT 細胞培養上清，ヒト真皮抽出液，精製ヒトラミニン 332 を基質とした免疫ブロット法で，IgG，IgA ともに，自己抗体・自己抗原は検出し

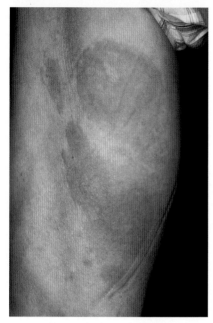

図 4. 症例 2 の臨床所見

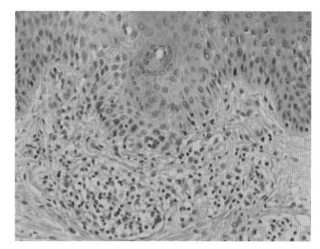

図 5. 症例 2 の病理組織所見

なかった. DH に特徴的な EMA, gliadin, F-actin, 表皮トランスグルタミナーゼ, 組織トランスグルタミナーゼに対する IgA 抗体も陰性であった. 治療は DDS が著効したが再発を繰り返した.

＜症例 2＞67 歳，男性

　全身の蕁麻疹様の大小の環状紅斑を認めたが水疱は認められなかった(図 4). 組織学的に真皮上層の好中球・リンパ球の浸潤(図 5), 生検皮膚の DIF にて C3 の BMZ への顆粒状の沈着を認めるが(図 6), 免疫グロブリンや他の補体因子の沈着はなかった. 症例 1 と同様の検査で, IgG, IgA とも, 自己抗体・自己抗原は検出しなかった. DH に特徴的な IgA 抗体も陰性であった. 治療は, ステロイド外用と抗ヒスタミン薬で皮疹はコントロールできたが, 再発を繰り返した.

補体系と補体活性化経路および補体制御機構

　補体は抗体の活性を補助する蛋白として発見された. 補体系は, C1～C9(complement 1～9)を中心とする多くの血清蛋白および膜蛋白からなる補体因子がカスケード反応を起こし生体防御に働く[3][4]. 主な役割は, ① 微生物や異物に抗体・レクチン・C3 が異物標識(オプソニン化)し, 食細胞に

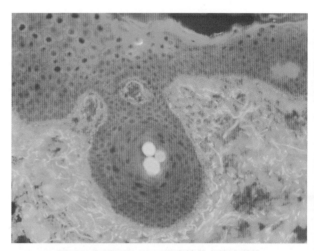

図 6. 症例 2 の C3 の蛍光抗体直接法所見

より貪食・排除する, ② 補体活性化の過程で産生される C3a, C5a(anaphylatoxin)により血管から白血球を遊走し活性化する, ③ 細胞膜表面で C5b-9(membrane attack complex；MAC)を形成し細胞を破壊することである.

　図 7 に補体活性化経路と補体制御機構の模式図を示す. 補体活性化経路には, 古典経路(classical pathway), レクチン経路(lectin pathway), 第 2 経路(副経路, alternative pathway)の 3 種の補体活性化経路があり, その補体の過剰な活性を様々な制御因子が抑制している[3][4].

　いずれの補体活性化経路でも C3 を分解して

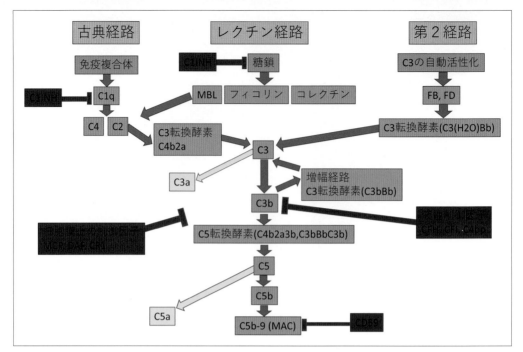

図 7. 補体活性化経路の模式図（若宮伸隆：分かりやすい補体の基礎と知っておきたいその病気，
日本補体学会，FOCUS，補体シリーズ（第一回），2017 より改変）
古典経路（classical pathway），レクチン経路（lectin pathway），第 2 経路（副経路，alternative pathway）の 3 種の補体活性化経路とその制御機構を示す．補体活性化経路は青で，補体制御機構は赤で示している．
C1INH：C1 inhibitor，MBL：mannose binding lectin，FB：factor B，FD：factor D，CFH：complement factor H，CFI：complement factor I，MCP：membrane cofactor protein/CD46，DAF：decay accelerating factor，CR1：complement receptor 1，MAC：membrane attack complex，C3a・C5a：anaphylatoxins

C3b が産生されることが最も重要で，C3b は微生物や異物の細胞膜上に補体の足場を作り，その後の液相中および細胞膜上の補体活性化を誘導する．細胞膜上で形成された C5 転換酵素により C5 が C5a と C5b に切断され，C5b に C6〜C9 が結合することにより MAC が形成される．

　古典経路は免疫複合体により発動され，C1q 複合体，C2，C4 を介して C3 を分解する．レクチン経路では微生物などの糖鎖に各種のレクチン（mannose binding lectin；MBL，各種フィコリン，コレクチン）が結合し，レクチンに結合しているセリンプロテアーゼ（MASP1, 2）が，C2，C4 を活性化して，C3 を分解する．これに対して第 2 経路は，C3 の加水分解や factor B や factor D の働きにより常に低レベルで活性化が起こっている（C3 tick-over）が，通常は液性および細胞膜上の

補体制御因子により過度の活性化が抑制されている．しかし，古典経路やレクチン経路で補体が活性化されたとき，補体活性化の増幅経路（amplification loop）として働く．

　補体制御因子としては，C1 inhibitor（C1INH），液性制御因子として，complement factor H（CFH），complement factor I（CFI），C4bp，細胞膜上の制御因子として membrane cofactor protein（MCP）/CD46，decay accelerating factor（DAF），complement receptor 1（CR1），CD59 がある．

GCD の病態について

　GCD にみられる C3 の BMZ への顆粒状沈着は，GCD 以外の色々な皮膚疾患でもみられる．そのような疾患として，皮膚血管炎[5]，SLE や強皮症な

表 1. GCD，水疱性類天疱瘡および正常皮膚を用いた蛍光抗体法による
各種補体因子の染色結果

疾患名	C3	C4	C5b-9	FB	MBL	Hfico	Mfico	Lfico
GCD	+	−	+	−	−	−	−	−
水疱性類天疱瘡	+	+	+/−	±/−	−	−	−	−
正常皮膚	−	−	−	−	−	−	−	−

FB：factor B, Hfico：H-ficolin, Mfico：M-ficolin, Lfico：L-ficolin

どの膠原病[6]，DH，扁平苔癬[7]，pruritic urticarial papules and plaques of pregnancy（PUPPP）[8]などがある．

このように広義の GCD には多くの既知の疾患が含まれると考えられる．そのため，狭義の GCD は，主として DH 類似の水疱性・紅斑性・湿疹様の皮疹が慢性・再発性に出現し，蛍光抗体直接法で C3 のみが BMZ に顆粒状に沈着し，各種の免疫学的・生化学的検査で血中に抗皮膚自己抗体を検出せず，他の全身疾患を伴わない疾患と定義したい．

いずれにしても，上記のいずれの疾患においても，C3 の BMZ への顆粒状沈着が生じる機序は明らかでない．そのため，狭義の GCD に対する今後の研究成果が，他の様々な疾患における C3 の BMZ への顆粒状沈着の発症機序の解明につながることが期待される．

GCD の病因

現在のところ，GCD の皮膚病変において C3 が BMZ に特異的に顆粒状に沈着する機序はまだ全く不明である．表 1 に以前の私どもの研究[1]で行った，GCD，水疱性類天疱瘡，正常皮膚を用いた蛍光抗体法による各種の補体因子の沈着の結果をまとめる．

病変皮膚に免疫グロブリンや各種レクチンの沈着がないため古典経路やレクチン経路による活性化は否定的と思われる．また当初は，第 2 経路の活性化因子である factor B も陰性であったため，第 2 経路による活性化も否定的と考えた．しかしながら，次の項で述べるように，GCD と同様に C3 のみが沈着する C3 腎症（C3 glomerulopathy）で第 2 経路による補体の活性化が想定されていることを考えると，GCD においても何らかの機序で第 2 経路による補体の活性化が起こり，増幅経路が働いて C3 が沈着した可能性は否定できないと思われる．

また，C3 は表皮ケラチノサイトを産生することも知られている．そのため，何らかの刺激により表皮ケラチノサイトによる C3 の過剰発現が起こり，その結果 C3 が BMZ に沈着する機序も考えられる．しかし，私どもが以前施行した in situ ハイブリダイゼーションや qPCR 法による検索では，GCD の生検皮膚の表皮内での C3 の mRNA の発現はむしろ減少しており[1]，この仮説は否定的であった．

GCD と C3 腎症（C3 glomerulopathy）および non-celiac gluten sensitivity（NCGS）との共通性について

近年，新しい炎症性腎疾患として C3 腎症という疾患概念が提唱された[9]．C3 腎症では，腎生検組織の蛍光抗体直接法で，免疫グロブリンの沈着なしに，C3 のみが糸球体に沈着しているという点で，GCD の皮膚病変の蛍光抗体直接法所見と類似している．C3 腎症の研究では，遺伝的あるいは後天的背景に基づく補体第 2 経路の制御機構の異常により補体の異常活性化が起こり，腎への C3 の沈着が起こることが示されている．

また，欧米の DH とセリアック病では，その病態にグルテン過敏症が関連している．これに対して，近年，セリアック病の診断基準を満たさないグルテン関連性消化管疾患として non-celiac gluten sensitivity（NCGS）という疾患概念が提唱され[10]，多くの NCGS 症例において，皮膚病変の生検組織の蛍光抗体直接法で，GCD 様の C3 の沈着が報告されている[11]．そのため，GCD においても今後グルテンを中心とした食物アレルギーの関与

を検討する必要がある.

GCD の新しい展開：薬剤の関与，表皮内好中球性膿疱の存在，AGEP との関連

最近私どもは GCD に合致する C3 のみの BMZ への顆粒状沈着を示す急性汎発性発疹性膿疱症（acute generalized exanthematous pustulosis；AGEP）の 1 例を経験した（論文投稿中）. 腰痛などのため多数の薬剤を投与されており, 発熱とともに全身に小膿疱が出現した. 皮膚生検の組織所見は AGEP に典型的であったが, DIF で GCD に合致する所見を示した.

また, この AGEP 症例とは別に, 降圧薬内服中に水疱・膿疱性皮疹を生じ, 組織学的に表皮内に好中球・好酸球よりなる海綿状態と表皮内膿疱を認め, DIF で GCD に合致する所見を示した 2 症例を経験した（論文投稿中）.

AGEP は薬剤誘発性の IVd 型の遅延過敏症と考えられており, 病因に CD4$^+$, CD8$^+$ T 細胞, GMCSF, IL-8, IL-17 のような好中球遊走サイトカインの関与が想定されている. また, 汎発型膿疱性乾癬などの IL-36 受容体拮抗因子欠損症（DITRA）で検出される IL-36 受容体拮抗因子（IL-36Ra）の遺伝子（IL36RN）の変異が[12]AGEP 症例でも報告されているので[13], GCD でも IL36RN の遺伝子変異など, IL-36 群サイトカインの関与も想定される.

このように, GCD のうち, 表皮内膿疱を示す一群では, 薬剤投与, IVd 型遅延過敏反応, 好中球遊走サイトカイン, IL-36RN 遺伝子異常などが関与している可能性がある.

自己炎症性疾患としての位置づけ

狭義の自己炎症性疾患は, 主に inflammasome を構成する自然免疫に関連する蛋白の遺伝子の変異により生じる全身性の慢性炎症性の疾患で, 感染症やリウマチ疾患に類似するが, 病原微生物や自己抗体・自己反応性 T 細胞はみられず, 周期的発熱・皮疹・関節炎・消化器症状・眼症状などを

特徴とする遺伝性疾患と定義される. しかし, 遺伝子異常が検出されず, 病態が明らかでない慢性炎症性疾患も広義の自己炎症性疾患と考えられる傾向にある.

杉浦, 武市, 秋山らは, 汎発型膿疱性乾癬を主体とする複数の膿疱性皮膚疾患よりなる DITRA, CARD14 関連乾癬（CAMPS）, familial keratosis lichenoides chronica（FKLC）をまとめて自己炎症性角化症（autoinflammatory keratinization disease；AIKD）という概念を提唱し, さらにその対象を拡大している[14)15]. 補体系は自然免疫に属することから, 上記の自己炎症性疾患の定義に照らし合わせると, GCD を広義の自己炎症性疾患と考えることができると思われる. 以上から GCD に対して, 自己炎症性水疱症（autoinflammatory bullous disease；AIBD）という名称を提唱したい. 今後, GCD において, 上記の各種補体制御因子, IL-36 群サイトカインなど, 何らかの自然免疫関連蛋白の遺伝子異常が見つかれば, 狭義の自己炎症性疾患となる可能性もある.

今後の展望

今後, GCD のさらなる症例の集積と詳細な検討により, 疾患概念の確立と C3 の皮膚への沈着の病因の解明が期待される. 既存の治療への反応性はよいものの, GCD は一般に難治性・再発性であり, 今後, 難治例では抗 C5 モノクローナル抗体のエクリズマブを含め, 新しい補体抑制作用を有する薬剤による治療の可能性も検討すべきと思われる.

文　献

1) Hashimoto T, Tsuruta D, Yasukochi A, et al：Granular C3 Dermatosis. *Acta Derm Venereol*, **96**：748-753, 2016.
2) 濱本千晶, 金澤伸雄, 古川福実ほか：線状皮膚炎様臨床像を呈し顆粒状 C3 皮膚症と診断した表皮下水疱症の 1 例. 日皮会誌, **129**：537-542, 2019.
3) Ricklin D, Reis ES, Lambris JD：Complement in

disease：a defence system turning offensive. *Nat Rev Nephrol*, **12**(7)：383-401, 2016.

4) Merle NS, Church SE, Fremeaux-Bacchi V, et al： Complement System Part I —Molecular Mechanisms of Activation and Regulation. *Front Immunol*, **6**：262, doi：10.3389/fimmu.2015.00262. eCollection 2015. Review. PMID：2608277, 2015.

5) Poterucha TJ, Wetter DA, Gibson LE, et al：Correlates of systemic disease in adult Henoch-Schonlein purpura：a retrospective study of direct immunofluorescence and skin lesion distribution in 87 patients at Mayo Clinic. *J Am Acad Dermatol*, **67**：612-616, 2012.

6) 古川福実，澤見万理，段野貴一郎ほか：蛍光抗体法による皮膚疾患の免疫病理学的検索の統計的観察．皮膚科紀要，**86**：415-422，1991.

7) Hashimoto T, Fukuda A, Himejima A：Ten cases of severe oral lichen planus showing granular C3 deposition in oral mucosal basement membrane zone. *Eur J Dermatol*, **25**：539-547, 2015.

8) Rudolph CM, Al-Fares S, Vaughan-Jones SA, et al：Polymorphic eruption of pregnancy：clinicopathology and potential trigger factors in 181 patients. *Br J Dermatol*, **154**(1)：54-60, 2006.

9) Fakhouri F, Frémeaux-Bacchi V, Noël LH, et al：C3 glomerulopathy：a new classification. *Nat Rev Nephrol*, **6**(8)：494-499, 2010.

10) Bonciolini V, Bianchi B, Del Bianco E, et al：Cutaneous Manifestations of Non-Celiac Gluten Sensitivity：Clinical Histological and Immunopathological Features. *Nutrients*, **7**(9)：7798-7805, doi：10.3390/nu7095368. PMID：26389946, 2015.

11) Catassi C, Bai JC, Bonaz B, et al：Non-Celiac Gluten sensitivity：the new frontier of gluten related disorders. *Nutrients*, **5**(10)：3839-3853, 2013.

12) Sugiura K, Shoda Y, Akiyama M：Generalized pustular psoriasis triggered by amoxicillin in monozygotic twins with compound heterozygous IL36RN mutations：comment on the article by Navarini et al. *J Invest Dermatol*, **134**：578-579, 2014.

13) Nakai N, Sugiura K, Akiyama M, et al：Acute generalized exanthematous pustulosis caused by dihydrocodeine phosphate in a patient with psoriasis vulgaris and a heterozygous IL36RN mutation. *JAMA Dermatol*, **151**：311-315, 2015.

14) Takeichi T, Matsumoto T, Nomura T, et al：A novel NCSTN missense mutation in the signal peptide domain causes hidradenitis suppurativa, which has features characteristic of an autoinflammatory keratinization disease. *Br J Dermatol*, doi：10.1111/bjd.18445, 2019(Epub ahead of print).

15) Takeichi T, Akiyama M：Familial or sporadic porokeratosis as an autoinflammatory keratinization disease. *J Dermatol*, **46**：e125-e126, 2019.

FAX による注文・住所変更届け

2015 年 1 月

改定：2015 年 1 月

　毎度ご購読いただきましてありがとうございます.

　読者の皆様方に小社の本をより確実にお届けさせていただくために，FAX でのご注文・住所変更届けを受けつけております. この機会に是非ご利用ください.

◇ご利用方法

　FAX 専用注文書・住所変更届は，そのまま切り離して FAX 用紙としてご利用ください. また，注文の場合手続き終了後，ご購入商品と郵便振替用紙を同封してお送りいたします. **代金が 5,000 円をこえる場合，代金引換便とさせて頂きます.** その他，申し込み・変更届けの方法は電話，郵便はがきも同様です.

◇代金引換について

　本の代金が 5,000 円をこえる場合，代金引換とさせて頂きます. 配達員が商品をお届けした際に，現金またはクレジットカード・デビットカードにて代金を配達員にお支払い下さい(本の代金＋消費税＋送料). (※年間定期購読と同時に 5,000 円をこえるご注文を頂いた場合は代金引換とはなりません. 郵便振替用紙を同封して発送いたします. 代金後払いという形になります. 送料は定期購読を含むご注文の場合は頂きません)

◇年間定期購読のお申し込みについて

　年間定期購読は，1 年分を前金で頂いておりますため，代金引換とはなりません. 郵便振替用紙を本と同封または別送いたします. 送料無料，また何月号からでもお申込み頂けます.

　毎年末，次年度定期購読のご案内をお送りいたしますので，定期購読更新のお手間が非常に少なく済みます.

◇住所変更届けについて

　年間購読をお申し込みされております方は，その期間中お届け先が変更します際，必ずご連絡下さいますようよろしくお願い致します.

◇取消，変更について

　取消，変更につきましては，お早めに FAX，お電話でお知らせ下さい.

　返品は，原則として受けつけておりませんが，返品の場合の郵送料はお客様負担とさせていただきます. その際は必ず小社へご連絡ください.

◇ご送本について

　ご送本につきましては，ご注文がありましてから約 1 週間前後とみていただきたいと思います. お急ぎの方は，ご注文の際にその旨をご記入ください. 至急送らせていただきます. 2～3 日でお手元に届くように手配いたします.

◇個人情報の利用目的

　お客様から収集させていただいた個人情報，ご注文情報は本サービスを提供する目的(本の発送，ご注文内容の確認，問い合わせに対しての回答等)以外には利用することはございません.

　その他，ご不明な点は小社までご連絡ください.

株式会社 **全日本病院出版会**

〒 113-0033 東京都文京区本郷 3-16-4-7F
電話 03(5689)5989　FAX03(5689)8030　郵便振替口座 00160-9-58753

FAX 専用注文用紙 　5,000 円以上代金引換 （皮 '20.1）

Derma 年間定期購読申し込み（送料無料）	
□ 2020 年＿月〜12 月　　□ 2019 年 1 月〜12 月（定価 41,690 円）	

□ Derma バックナンバー申し込み 　No.	
Monthly Book Derma. 創刊 20 周年記念書籍 □ そこが知りたい 達人が伝授する日常皮膚診療の極意と裏ワザ（定価 13,200 円）	冊
Monthly Book Derma. 創刊 15 周年記念書籍 □ 匠に学ぶ皮膚科外用療法―古きを生かす，最新を使う―（定価 7,150 円）	冊
Monthly Book Derma. No. 288（'19.10 月増大号） □ 実践！皮膚外科小手術・皮弁術アトラス（定価 5,280 円）	冊
Monthly Book Derma. No. 281（'19.4 月増刊号） □ これで鑑別は OK！ ダーモスコピー診断アトラス（定価 6,160 円）	冊
Monthly Book Derma. No. 275（'18.10 月増大号） □ 外来でてこずる皮膚疾患の治療の極意（定価 5,280 円）	冊
Monthly Book Derma. No. 268（'18.4 月増刊号） □ これが皮膚科診療スペシャリストの目線！ 診断・検査マニュアル（定価 6,160 円）	冊
Monthly Book Derma. No. 262（'17.10 月増大号） □ 再考！美容皮膚診療―自然な若返りを望む患者への治療のコツ―（定価 5,280 円）	冊
Monthly Book Derma. No. 255（'17.4 月増刊号） □ 皮膚科治療薬処方ガイド―年齢・病態に応じた薬の使い方―（定価 6,160 円）	冊

PEPARS 年間定期購読申し込み（送料無料）	
□ 2020 年＿月〜12 月　　□ 2019 年 1 月〜12 月（定価 42,020 円）	

□ PEPARS バックナンバー申し込み　　No.	
PEPARS No. 147（'19.3 月増大号） □ 美容医療の安全管理とトラブルシューティング（定価 5,720 円）	冊
PEPARS No. 135（'18.3 月増大号） □ ベーシック＆アドバンス 皮弁テクニック（定価 5,720 円）	冊
□ グラフィック　リンパ浮腫診断―医療・看護の現場で役立つケーススタディ―（定価 7,480 円）	冊
□ 足育学 外来でみるフットケア・フットヘルスウェア（定価 7,700 円）	冊
□ ケロイド・肥厚性瘢痕 診断・治療指針 2018（定価 4,180 円）	冊
□ イラストからすぐに選ぶ 漢方エキス製剤処方ガイド（定価 6,050 円）	冊
□ 実践アトラス 美容外科注入治療 改訂第 2 版（定価 9,900 円）	冊
□ 化粧医学―リハビリメイクの心理と実践―（定価 4,950 円）	冊
□ Non-Surgical 美容医療超実践講座（定価 15,400 円）	冊
□ カラーアトラス 爪の診療実践ガイド（定価 7,920 円）	冊
□ スキルアップ！ニキビ治療実践マニュアル（定価 5,720 円）	冊
□ イチからはじめる 美容医療機器の理論と実践（定価 6,600 円）	冊
その他（雑誌名/号数，書名をご記入ください） □	冊

お名前	フリガナ		診療科
		要捺印	
ご送付先	〒　　　―		

TEL： 　　（　　　　）	FAX： 　　（　　　　）

FAX 03-5689-8030 全日本病院出版会行

年　　月　　日

住 所 変 更 届 け

お 名 前	フリガナ	
お客様番号		毎回お送りしています封筒のお名前の右上に印字されております8ケタの番号をご記入下さい。
新お届け先	〒　　　　都道 　　　　　府県	
新電話番号	（　　　　　）	
変更日付	年　　月　　日より	月号より
旧お届け先	〒	

※ 年間購読を注文されております雑誌・書籍名に✓を付けて下さい。

☐ Monthly Book Orthopaedics （月刊誌）

☐ Monthly Book Derma. （月刊誌）

☐ 整形外科最小侵襲手術ジャーナル （季刊誌）

☐ Monthly Book Medical Rehabilitation （月刊誌）

☐ Monthly Book ENTONI （月刊誌）

☐ PEPARS （月刊誌）

☐ Monthly Book OCULISTA （月刊誌）

バックナンバー 一覧 2020 年 2 月現在

Monthly Book

Derma. デルマ

―2020 年度　年間購読料　42,130 円―
通常号 2,750 円（本体価格 2,500 円＋税）×11 冊
増大号 5,500 円（本体価格 5,000 円＋税）×1 冊
増刊号 6,380 円（本体価格 5,800 円＋税）×1 冊

※各号定価：本体 2,500 円＋税（増刊・増大号は除く）

※ 2015 年以前のバックナンバーにつきましては，弊社ホームページ（https://www.zenniti.com）をご覧ください．

編集主幹：照井　正　日本大学教授　　　　No. 293　編集企画：
　　　　　大山　学　杏林大学教授　　　　　金澤伸雄　和歌山県立医科大学准教授

Monthly Book Derma. No. 293

2020年3月15日発行（毎月15日発行）
　定価は表紙に表示してあります．
　　Printed in Japan

発行者　末　定　広　光
発行所　株式会社　全日本病院出版会
〒113-0033　東京都文京区本郷3丁目16番4号7階
　　　電話（03）5689-5989　Fax（03）5689-8030
　　　郵便振替口座 00160-9-58753
印刷・製本　三報社印刷株式会社　　　電話（03）3637-0005
広告取扱店　㈱メディカルブレーン　　電話（03）3814-5980

Ⓒ ZEN・NIHONBYOIN・SHUPPANKAI, 2020